U0322766

血吸虫病护理
健康教育手册

主　　编　　周瑞红

副主编　　肖翠兰　郑　娜　余慧琼

编　　委　　（以姓氏笔画为序）

毛　芳　刘佳新　刘科丰　李兰珍　李育英

李湘平　来如意　肖翠兰　何　萍　余慧琼

陈贵美　邵志伟　周　燕　周瑞红　郑　娜

胡　艳　费艳霞　袁　钢　谢　芸　潘　洁

美术编辑　　李　燕　余慧琼　谢　芸

人民卫生出版社

图书在版编目（CIP）数据

血吸虫病护理健康教育手册 / 周瑞红主编 . —北京：人民卫生出版社，2017

ISBN 978-7-117-24962-1

Ⅰ.①血… Ⅱ.①周… Ⅲ.①血吸虫病 - 护理 - 手册 Ⅳ.①R473.51-62

中国版本图书馆 CIP 数据核字（2017）第 240616 号

| 人卫智网 | www.ipmph.com | 医学教育、学术、考试、健康，购书智慧智能综合服务平台 |
| 人卫官网 | www.pmph.com | 人卫官方资讯发布平台 |

血吸虫病护理健康教育手册

主　　编：周瑞红
出版发行：人民卫生出版社（中继线 010-59780011）
地　　址：北京市朝阳区潘家园南里 19 号
邮　　编：100021
E - mail：pmph @ pmph.com
购书热线：010-59787592　010-59787584　010-65264830
印　　刷：北京画中画印刷有限公司
经　　销：新华书店
开　　本：710×1000　1/16　印张：12
字　　数：161 千字
版　　次：2017 年 10 月第 1 版　2017 年 10 月第 1 版第 1 次印刷
标准书号：ISBN 978-7-117-24962-1/R・24963
定　　价：58.00 元

众所周知，血吸虫病是严重危害人类健康，影响社会经济发展的重大传染病，在我国流行已有 2200 多年的历史。《"健康中国2030"规划纲要》将血吸虫病列为需重点防控的重大传染病之一，提出了"继续坚持以传染源控制为主的血吸虫病综合防治策略，全国所有流行县达到消除血吸虫病标准"的目标。然而，由于血吸虫病流行因素复杂，防治环节较多，血吸虫病防治任务仍然艰巨繁重。特别是改革开放后，国内人口流动增加，疫区的感染者流入非疫区，非疫区的人群进入疫区；国际交流合作机会增多，我国赴非洲人员增加，在本地感染埃及或曼氏血吸虫病后回国为输入性血吸虫病病人。由于对该病认识不够或根本不认识，造成延误检查、治疗，甚至造成身心过于紧张、恐慌；加之该病的专业特殊性，使得一些非专科医务人员存在认识不足或生疏，而时有发生漏诊、误诊的报道。

览阅周瑞红教授编写的书稿后，令人耳目一新。我深深地感到她具有很强的事业心和较高的学识水平；为解决上述问题，她秉承湖南省血吸虫病防治所湘岳医院 60 余年血吸虫病专科护理丰富临床经验，组织专家团队，独具匠心地编写了这本《血吸虫病护理健康教育手册》。若非孤陋寡闻，该书应是我迄今见到的唯一一本采用生动活泼的漫画，丰富有趣的比喻和拟人的手法，以图文并茂的形式，展现了血吸虫病预防、治疗、护理、康复等方面的 100 个健康问题，引导读者在轻松愉悦的阅读中学习血吸虫病的医学知识，认识血吸虫病的危害，了解血吸虫病的治疗方法，掌握健康生活方式和疾病预防、护理和自我管理的技能。该书循序渐进，知识点多、信息量大，集知识性、趣味性、艺术性与可读性于一体，是开展血吸虫病健康教育极有价值的科普书，也是血吸虫病病人的家庭生活指导用书。我由衷地期望该书的出版将对提升我国血吸虫病护理健康教育的效率，促进人民群众身心健康起到重要的积极作用。

应《血吸虫病护理健康教育手册》编委会邀请为该书作序，甚感荣幸。阅读编者所著书稿后，我尤为推崇该书极富创意的内涵和实用价值。我深信该书不但是血吸虫病病人喜欢的读物，而且对人民群众的健康生活颇有帮助，也将受到广大医务人员、医学生的喜爱。

2017 年 7 月于长沙

　　血吸虫病是一种严重危害人民群众身体健康、影响社会稳定和经济发展的重大传染病，其流行于全球 78 个国家和地区，有 2 亿余人感染血吸虫病，近 8 亿人受感染威胁。我国血吸虫病流行于长江流域及以南的 12 个省（自治区、直辖市），近 10 年来，尽管全国血吸虫病病人数减少了 90% 以上，至 2015 年还有 7 万余例血吸虫病病人，但晚期血吸虫病病人数一直在 3 万例左右徘徊；随着我国改革开放的深入，国际交流与合作的机会增加，境外输入性血吸虫病不断出现，并呈现明显增长趋势。因此，血吸虫病防治工作仍是任重道远。

　　编者从 30 多年的临床经验中，深知防治血吸虫病需要社会、政府、医务工作者、病人及家属多方共同参与，提高全社会尤其是血吸虫病病人防病、治病的认识和自我保健的能力至关重要；也深切地体会到病人和家属由于对血吸虫病的认识不足所造成的抑郁、焦虑与恐惧，由于不良的生活方式所导致的严重并发症而危及生命；更是深深地感受到疫区居民和病人迫切需要有关血吸虫病防治、护理及健康教育等方面的科普知识。基于职业的敏感和强烈的责任心，我们组织编写了这本《血吸虫病护理健康教育手册》，为病人和家属解答疑虑，并将血吸虫病预防和自我保健的知识与技能传递给读者。需要说明的是，由于国内主要流行的是日本血吸虫病，因此，除非特殊说明，本书介绍的均为日本血吸虫病。

《血吸虫病护理健康教育手册》秉承科学、严谨的原则，从血吸虫病基础知识、预防、检查、治疗、护理与康复保健等七个部分罗列出 100 个问题，以答疑解惑为形式，以绘画为主导，以暖萌漫画为风格，源于生活的通俗对话，丰富有趣的小故事系统地介绍了血吸虫病护理与健康教育的科普知识。在编写过程中对文字多次提炼，对漫画的人物形象、场景、情节精心构思，反复修改；力求集可读性、实用性、艺术性、科普性于一体；力求做到生动、一目了然，易于读者理解和掌握。因此，本手册既可作为血吸虫病病人的健康教育工具书，又可作为疫区居民或外来易感人群的健康生活指导书，还可作为血吸虫病防治技术人员及医学院校学生的参考书。

本手册获得了湖南省科技计划项目资助（编号：2016ZK3026），在编制过程中得到了湖南省血吸虫病防治所何永康教授悉心指导，在出版过程中 WHO 湖区血吸虫病防治研究合作中心原主任、湖南省血吸虫病防治所荣誉所长李岳生博士给予了大力支持和帮助，全国著名专家一级主任护师、中南大学湘雅医院蒋冬梅教授为本书赐序，在此一并表示诚挚的感谢！

本手册采用漫画与文字结合的形式，展现血吸虫病护理与健康教育专业知识是一种新的尝试，为了进一步提高本书的质量，以供再版时修改，因而诚恳地希望各位读者、专家提出宝贵意见。

周瑞红

2017 年 7 月

目录

CONTENTS

第二部分　血吸虫病预防

第五部分　　血吸虫病内科护理

第六部分　血吸虫病围术期护理

第七部分　血吸虫病康复保健

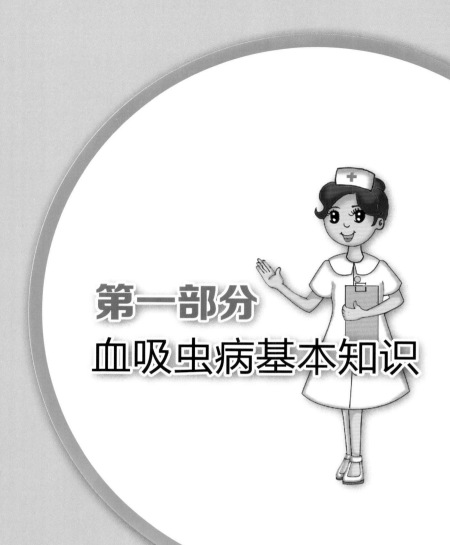

第一部分
血吸虫病基本知识

1 什么是血吸虫？
血吸虫有哪些种类

血吸虫是一种寄生在人体或哺乳动物（终宿主）体内的寄生虫。因其寄生在终宿主静脉血管内并以血液为食而得名。人类认识的血吸虫有86种，其中寄生在人体引起血吸虫病的主要有6种，即日本血吸虫、埃及血吸虫、曼氏血吸虫、间插血吸虫、湄公血吸虫和马来血吸虫，前3种血吸虫分布最广、危害最大。

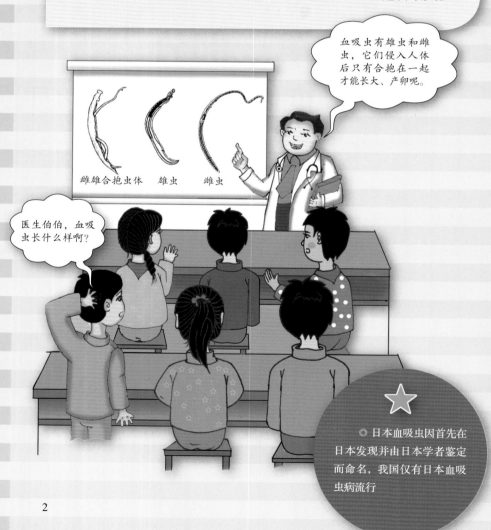

血吸虫有雄虫和雌虫，它们侵入人体后只有合抱在一起才能长大、产卵呢。

雌雄合抱虫体　雄虫　雌虫

医生伯伯，血吸虫长什么样啊？

◎ 日本血吸虫因首先在日本发现并由日本学者鉴定而命名，我国仅有日本血吸虫病流行

2 什么是血吸虫病？ 血吸虫病的临床类型有哪些

血吸虫病是由寄生在人体内的血吸虫所引起的地方性疾病。根据血吸虫病的临床特征不同，分为急性血吸虫病、慢性血吸虫病、晚期血吸虫病和异位血吸虫病4种类型。

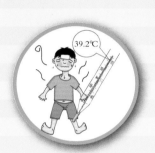
发热

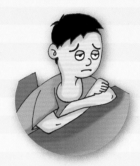
精神萎靡
不振

急性血吸虫病临床特征

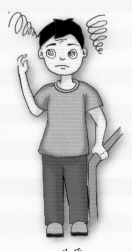
头昏

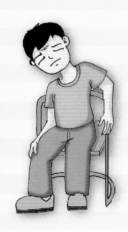
乏力

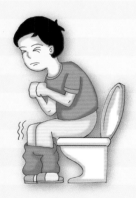
慢性腹泻

慢性血吸虫病临床特征

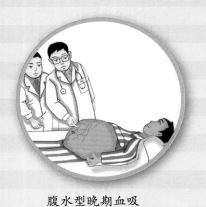

腹水型晚期血吸
虫病临床特征

晚期血吸虫病除了腹水型、侏儒型
外，还有巨脾型、结肠增殖型

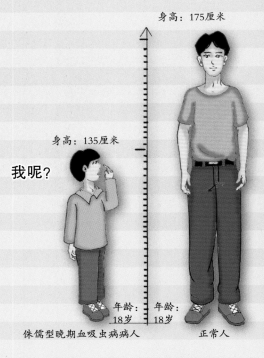

侏儒型晚期血吸虫病临床特征

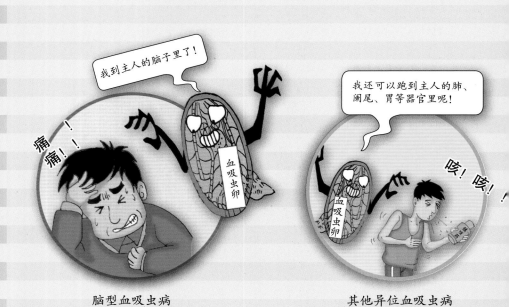

脑型血吸虫病　　　　　其他异位血吸虫病

异位血吸虫病临床特征

3 血吸虫病流行于全球哪些国家和地区

全球78个国家和地区有血吸虫病流行，流行区人口约31亿，近8亿人受感染威胁，有2亿余人感染血吸虫病。

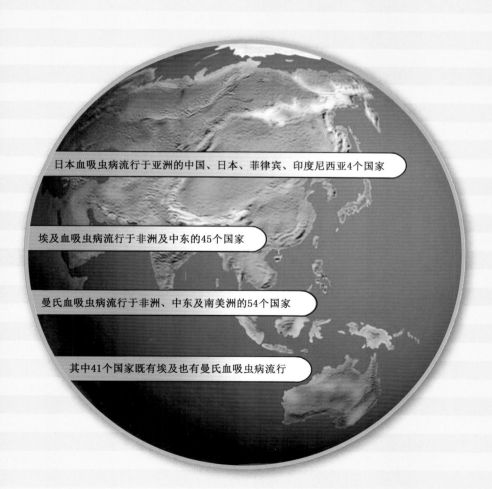

日本血吸虫病流行于亚洲的中国、日本、菲律宾、印度尼西亚4个国家

埃及血吸虫病流行于非洲及中东的45个国家

曼氏血吸虫病流行于非洲、中东及南美洲的54个国家

其中41个国家既有埃及也有曼氏血吸虫病流行

4 我国历史上血吸虫病流行情况怎样

血吸虫病在我国流行历史悠久，依据从湖南长沙马王堆出土的西汉女尸和湖北江陵出土的西汉男尸体内均检出了大量日本血吸虫卵，推测我国在2200多年前就有血吸虫病流行。中华人民共和国成立后，经大规模调查证明，血吸虫病主要流行于长江流域及以南的江苏、浙江、安徽、江西、湖南、湖北、广东、广西、福建、四川、云南、上海市共12省（自治区、直辖市）的部分地区。

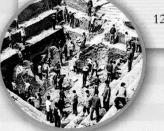

1972年马王堆汉墓出土现场

◎ 1972年在湖南出土的马王堆女尸"辛追夫人"（B.C186年）肝组织和直肠中发现了日本血吸虫卵，是迄今日本血吸虫在人体寄生最早的科学证明

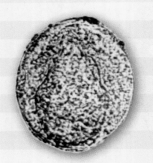

辛追夫人肝组织中血吸虫卵

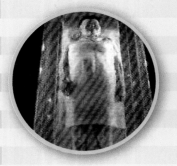

辛追夫人遗体

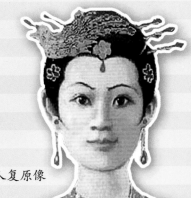

辛追夫人复原像

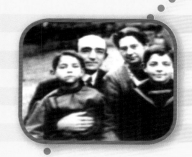

罗根医师全家合影

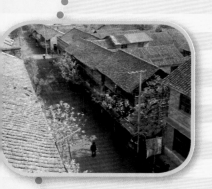

常德周家店

◎ 美国医师罗根（Lougan）于1905年在
我国湖南省常德周家店发现首例日本血吸虫
病病人

◎ 血吸虫病俗称"大肚子病"，新中国
成立前，疫区呈现"千村薜荔、万户萧疏"
的景象。血吸虫病严重危害了人民群众的身
体健康，影响了社会稳定和经济发展

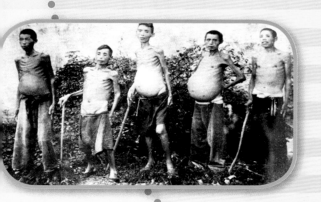

血吸虫病病人

5 我国血吸虫病流行的现状怎样

在党和政府的高度重视下，通过60余年的不懈努力，血吸虫病防治工作取得了举世瞩目的成就。目前我国血吸虫病流行区已达到传播阻断或传播控制标准。

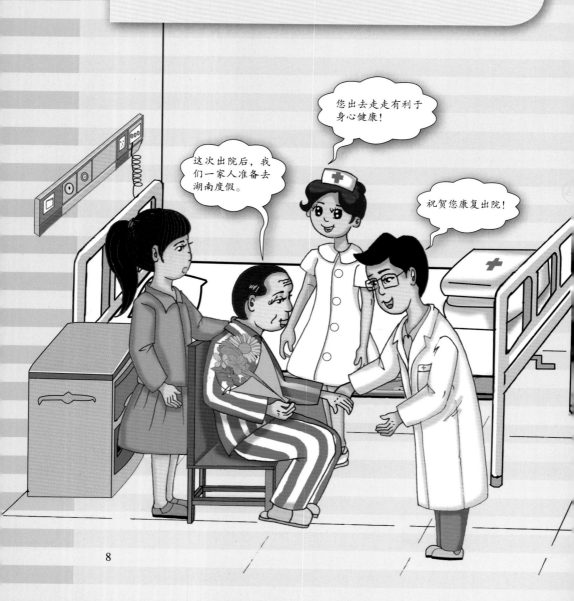

◎ 至2015年，我国12个血吸虫病流行省（自治区、直辖市）中，上海、浙江、福建、广东、广西已达到传播阻断标准（相当于消灭血吸虫病），四川、云南、江苏、安徽、江西、湖北、湖南已达到传播控制标准（相当于基本消灭血吸虫病）

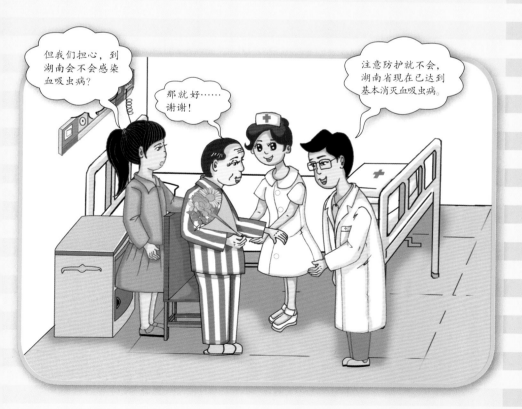

6 什么是血吸虫中间宿主和终宿主

血吸虫生活史中有两个宿主，被血吸虫成虫寄生并在其体内进行有性繁殖产卵的人和多种哺乳动物为终宿主；而被血吸虫幼虫（毛蚴）寄生并在其体内进行无性繁殖的螺蛳为中间宿主，钉螺是日本血吸虫的唯一中间宿主。

◎ 中间宿主是血吸虫病传播的基本条件，无螺地区，血吸虫就无法繁殖、发育和传播，也就不可能造成血吸虫病的流行和危害

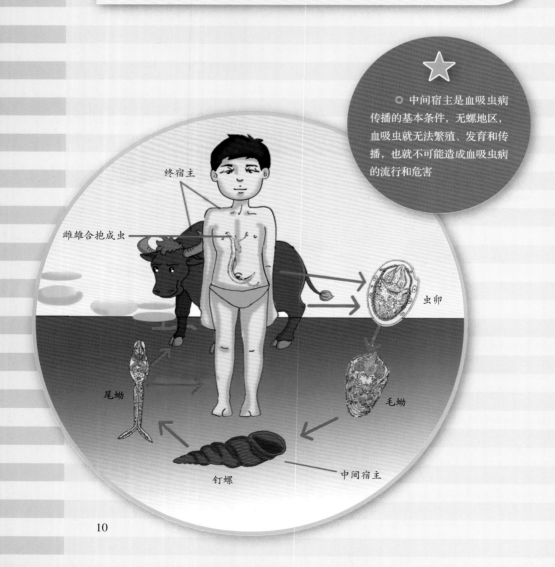

7 如何辨别钉螺和相似螺

钉螺形如一颗小小的螺丝钉，是一种卵生、水陆两栖的淡水螺。钉螺的右旋螺结构和唇脊是区别其他螺的重要标志。

钉螺

唇脊

0.6～1厘米

肋壳钉螺

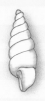

光壳钉螺

◎ 钉螺长度一般为0.6～1厘米左右，6～8个螺旋，宽度不超过4毫米，螺壳口外唇近边有一条较厚的脊状突起，称为唇脊。壳表面有凸起的纵向条纹，为肋壳钉螺，一般分布在湖沼区。没有肋的为光壳钉螺，一般分布在山丘区

相似螺

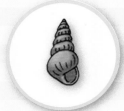

细钻螺

灰白色，无唇脊，陆栖

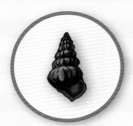

方格短沟螺

幼螺大小与钉螺相似，无唇脊，壳中有三条明显横纹，水栖

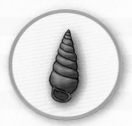

烟管螺

左旋，无唇脊，陆栖，螺壳口有皱褶

8 钉螺的生长环境与地理分布情况怎样

钉螺为水陆两栖，幼螺喜在水中生活，成螺一般在潮湿而食物丰富的陆地生活。钉螺的地理分布与日本血吸虫病疫区分布基本一致。分布地区的年平均气温都在14℃（摄氏度）以上，年降雨量都在750毫米以上。

中国大陆钉螺分布

高度：
最高处：云南省丽江市，海拔2400米
最低处：上海沿海诸县，接近海拔0米

最北端：江苏宝应县
（北纬33°15′）

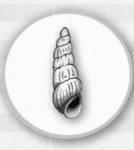

最西端：云南云龙县
（东经98°41′）

最东端：上海南汇县
（东经121°51′）

最南端：广西玉林县
（北纬22°37′）

◎ 肋壳钉螺，滋生在湖沼型及水网型疫区的水涨水落、水流缓慢、杂草丛生的洲滩、湖汊、河畔、水田、沟渠边等地区。

◎ 光壳钉螺，滋生在山丘型疫区的小溪、山涧、水田、河道及草滩等处

9 血吸虫的生活周期（史）怎样

　　血吸虫的生活史是指血吸虫生长、发育和繁殖的整个过程，分为童虫、成虫、虫卵、毛蚴、母胞蚴、子胞蚴、尾蚴7个阶段。6种人体血吸虫的生活史大致相同。

◎ 童虫随血流移行，3天到肺，11天到肝门，22天后发育为成虫，25天开始产卵

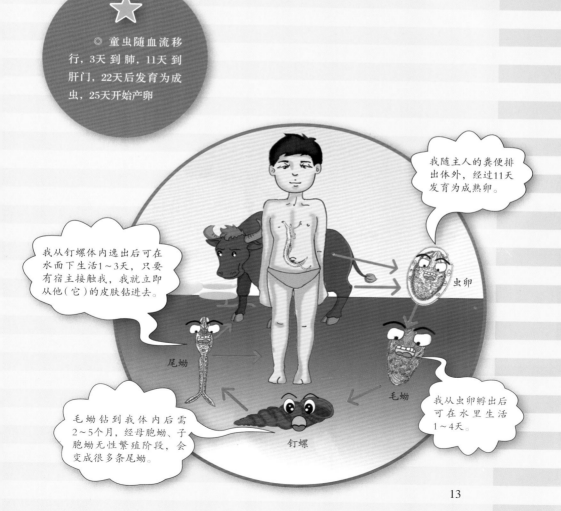

我随主人的粪便排出体外，经过11天发育为成熟卵。

我从钉螺体内逸出后可在水面下生活1～3天，只要有宿主接触我，我就立即从他（它）的皮肤钻进去。

毛蚴钻到我体内后需2～5个月，经母胞蚴、子胞蚴无性繁殖阶段，会变成很多条尾蚴。

我从虫卵孵出后可在水里生活1～4天。

尾蚴

钉螺

毛蚴

虫卵

13

10　人体是怎样感染血吸虫的

　　人因各种生产、生活或娱乐活动（如湖区捕鱼、钓鱼、洗衣、游泳等），皮肤直接接触含有血吸虫尾蚴的江、河、湖水，尾蚴经皮肤或黏膜侵入，随血流进入人体而感染。

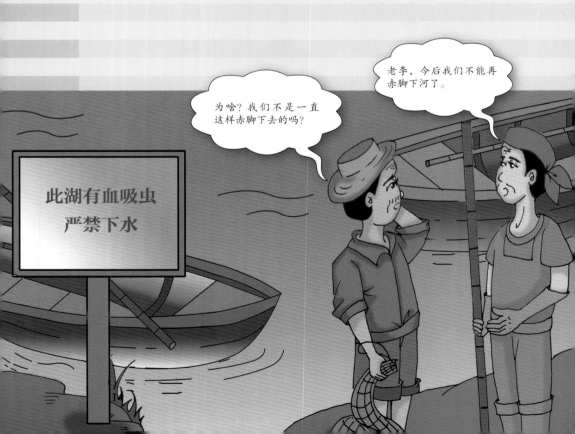

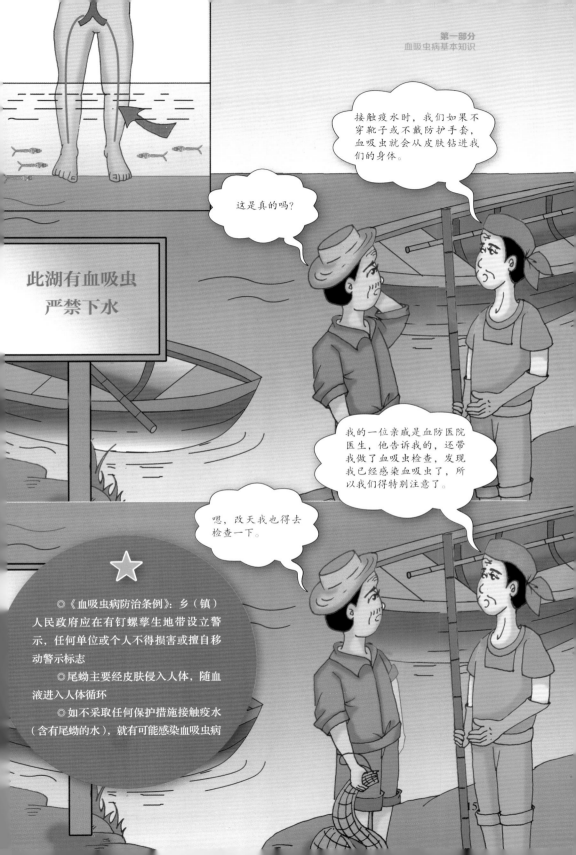

11 血吸虫在人体可存活多长时间？
能否在人体内繁殖

血吸虫寄生在人体内会经历生长、发育、成熟、衰老至死亡的过程，其寿命难以预测。成虫在人体内不能繁殖，感染多少条就只有多少条。

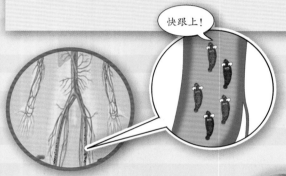

肝门静脉

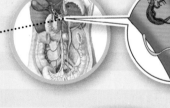

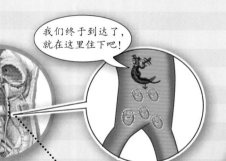

肠系膜下静脉

◎童虫在人体内移行过程中充满艰难险阻，约有60%的童虫在移行过程中躲避伤害继续前行

◎雌雄合抱是血吸虫正常发育成熟的必要条件，未经合抱的雌、雄虫单体不能发育成熟而自然死亡

◎据文献报道，如无杀虫药物致死的情况下，日本血吸虫平均寿命为4.5年，最长可达47年；曼氏和埃及血吸虫平均寿命分别为3.3年和3.8年，最长可达30年

12 血吸虫在体内是怎样移行的？成虫主要寄生在哪些部位

　　血吸虫在人体内移行按先后顺序分为三个阶段，即从皮肤至肺、从肺至肝、从肝至肠系膜静脉。日本血吸虫成虫主要寄生在肠系膜下静脉、门静脉系统；曼氏血吸虫成虫主要寄生在肠系膜下静脉、痔静脉丛；埃及血吸虫成虫则主要寄生在膀胱静脉与盆腔静脉丛。

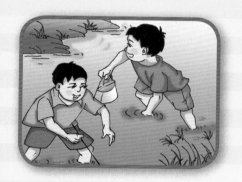

◎ 尾蚴钻入皮肤只需10秒钟；尾蚴还可通过饮用疫水，由口腔黏膜侵入

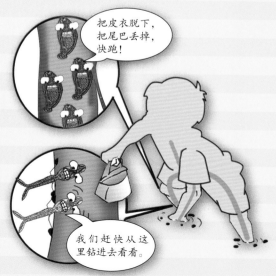

把皮衣脱下，把尾巴丢掉，快跑！

我们赶快从这里钻进去看看。

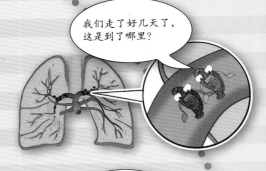

我们走了好几天了，这是到了哪里？

好累呀！我们在这里休息几天吧！

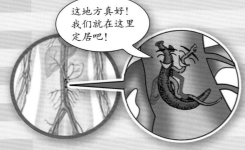

这地方真好！我们就在这里定居吧！

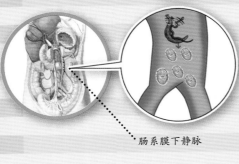

肠系膜下静脉

◎童虫随血流进入肺部，最快24小时，一般需3~4天

◎童虫从肺进入肝内门静脉分支，一般在此停留8~10天，并迅速发育

◎大多数童虫于感染后第13~16天抵达肠系膜静脉，并在此定居发育为成虫，大约第25天开始产卵

◎从尾蚴侵入人体至成虫合抱产卵需25天左右才能完成

13 一对血吸虫成虫一天可产多少卵？
血吸虫虫卵是如何排出宿主体外的

与其他血吸虫相比，日本血吸虫产卵量最大，一对血吸虫成虫每天产卵1000～4500个，平均每天大约3000个。

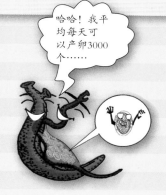

◎一部分虫卵经肝门静脉沉积于肝脏，另一部分虫卵主要沉积在结肠壁微细血管内

◎沉积在肠壁微细血管内的血吸虫卵只有少部分通过肠壁释放到肠腔，然后随粪便排出体外

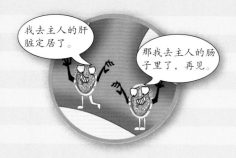

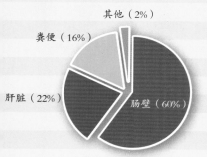

血吸虫虫卵去向与分布

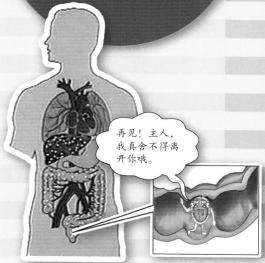

血吸虫虫卵沉积部位

19

14 日本血吸虫对人体有哪些损害?
哪个阶段对人体损害最严重

　　血吸虫尾蚴、童虫、成虫和虫卵均可对人体造成损害。由于各期虫体的致病性有差异,导致人体受累的组织、器官和机体反应性也不尽相同。其中虫卵对人体的损害最严重。

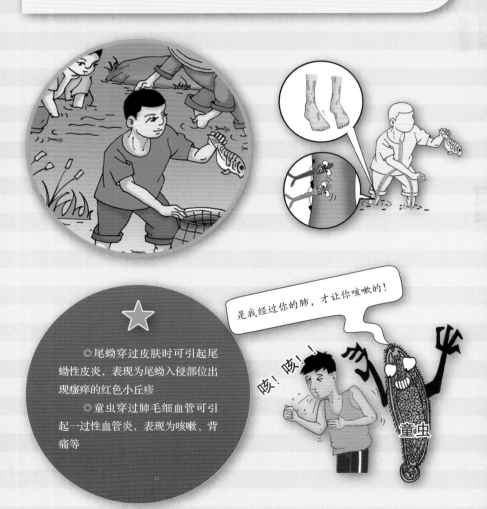

　　◎尾蚴穿过皮肤时可引起尾蚴性皮炎,表现为尾蚴入侵部位出现瘙痒的红色小丘疹

　　◎童虫穿过肺毛细血管可引起一过性血管炎,表现为咳嗽、背痛等

是我经过你的肺,才让你咳嗽的!

咳!咳!!

童虫

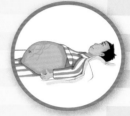

晚期血吸虫病病人食管静脉曲张

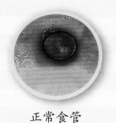

正常食管

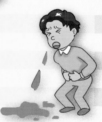

腹水

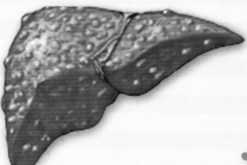

晚期血吸虫病肝硬化

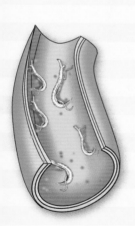

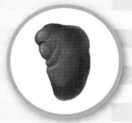

呕血

◎成虫吸附在血管壁移动可引起静脉内膜炎和静脉周围炎

◎虫卵沉积在肝、肠组织中引起虫卵肉芽肿，导致肝硬化，继发门静脉高压、脾脏肿大、食管胃底静脉曲张及破裂出血

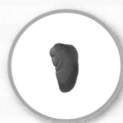

正常人脾脏：
厚度：34毫米
正常脾脏位于左上腹，如本人手掌大小。

晚期血吸虫病病人巨脾：
厚度：50毫米
脾脏充血性肿大，可为正常人脾脏的5～15倍。

15　什么是急性血吸虫病

　　人体在短期内大量感染血吸虫尾蚴后，出现急性发热、肝脾肿大、腹泻、咳嗽等临床特征为急性血吸虫病。根据临床表现严重程度分为轻、中、重型。

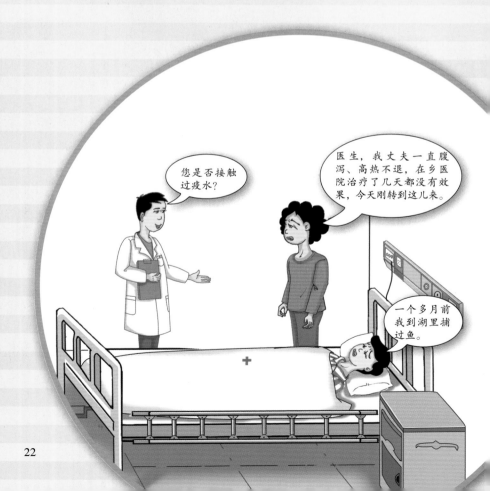

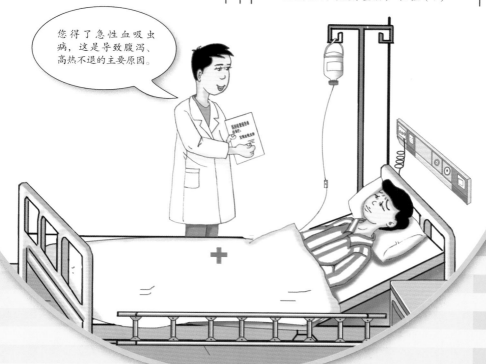

医院检查报告单

大便颜色	黄色
性状	软便
寄生虫	发现血吸虫卵

医院检查报告单

血吸虫抗体-IgG	阳性（+）
血吸虫抗体-IgM	阳性（+）
间接血凝（1：10）	阳性（++）
间接血凝（1：20）	阳性（++）
血吸虫抗体检测（胶体金法）	阳性（+）

您得了急性血吸虫病，这是导致腹泻、高热不退的主要原因。

急性血吸虫病都会转变成慢性血吸虫病

不一定。急性血吸虫病病人经及时病原治疗后可痊愈，只有未治疗或治疗不及时、不彻底者才会转变成慢性血吸虫病。

◎潜伏期（从接触疫水到临床症状出现）一般为4~5周，临床表现颇似其他发热疾病，应加以鉴别，避免误诊

◎如考虑到急性血吸虫病可能，反复进行粪检和血清学检查，可以确诊

16 什么是慢性血吸虫病

少量多次感染血吸虫尾蚴而没有及时治疗或急性血吸虫病没有完全治愈可转为慢性血吸虫病。在流行区，90%病人为慢性血吸虫病。临床分为2型：无症状型（隐匿型）和有症状型（普通型）。

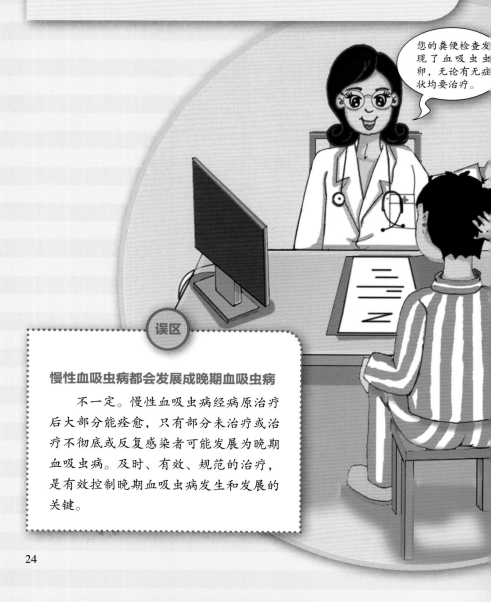

您的粪便检查发现了血吸虫卵，无论有无症状均要治疗。

误区

慢性血吸虫病都会发展成晚期血吸虫病

不一定。慢性血吸虫病经病原治疗后大部分能痊愈，只有部分未治疗或治疗不彻底或反复感染者可能发展为晚期血吸虫病。及时、有效、规范的治疗，是有效控制晚期血吸虫病发生和发展的关键。

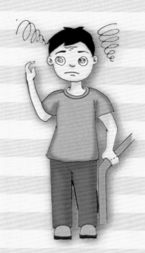

头昏

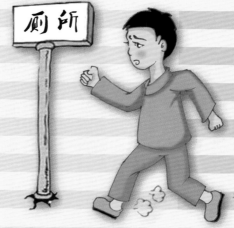

腹泻

……身体没有不舒服呢。

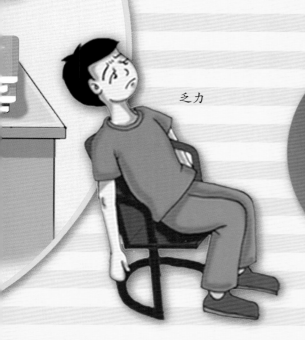

乏力

◎隐匿型病人健康和劳动力未受影响，一般无明显症状，甚至终生无显著临床表现，但亦可因重复感染、感染病毒性肝炎、饮酒等而出现明显症状与体征
◎有症状型病人表现为头昏、乏力、慢性腹泻等症状，常间歇性出现

17　什么是晚期血吸虫病

　　人体感染血吸虫尾蚴后经过较长时期的慢性病理发展过程，出现肝脏纤维化、门静脉高压、结肠肉芽肿性病变或严重影响生长发育等一系列表现为晚期血吸虫病。根据临床特征分为4型。

腹水型晚期血吸虫病以腹水为主要临床表现

看，这就是腹部明显曲张的静脉。

误区

晚期血吸虫病会转变为肝癌或结肠癌

　　据研究，血吸虫病对肝脏和结肠的损害本身无致癌性，但晚期血吸虫病病人肝脏、结肠病变在其他致癌因素作用下，会增加肝癌和结肠癌发生的危险。

腹部曲张的静脉

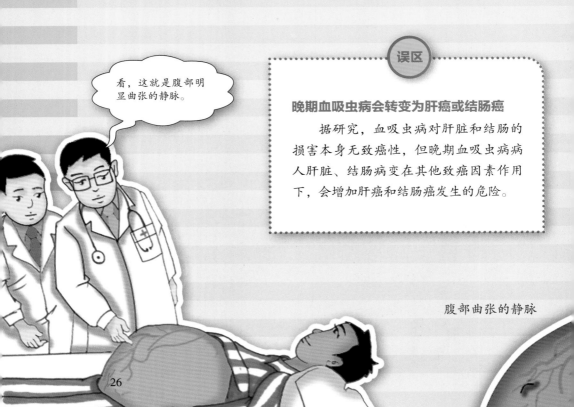

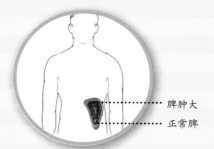

脾肿大
正常脾

正常人脾脏

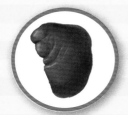

肿大的脾脏

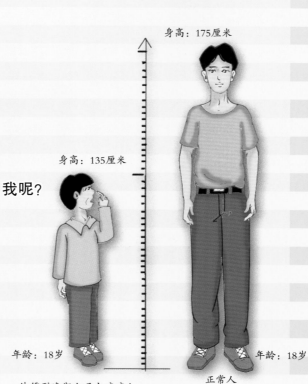

◎巨脾型晚期血吸虫病以充血性脾脏肿大为主，伴有脾功能亢进
◎侏儒型晚期血吸虫病病人身材矮小，缺乏第二性征，面容苍老，感情保持在儿童期，但无智力减退
◎结肠增殖型晚期血吸虫病主要表现为腹痛、腹泻、便秘或腹泻与便秘交替，严重者可导致肠梗阻

身高：175厘米

身高：135厘米

我呢？

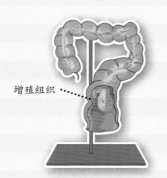

增殖组织

年龄：18岁

侏儒型晚期血吸虫病病人

年龄：18岁

正常人

18 什么是异位血吸虫病

　　人体感染血吸虫后，血吸虫成虫或虫卵在门静脉系统以外的组织内寄生或沉积，由此造成的损害称为异位损害或异位血吸虫病，多发生在急性期或重度感染者，以脑型血吸虫病常见。

◎ 常见异位寄生或损害的部位在脑，其次是肺、阑尾、胃、子宫等

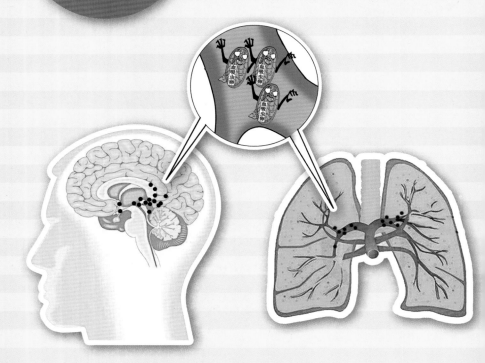

19 什么是埃及血吸虫病？对人体有哪些危害

埃及血吸虫病是因感染埃及血吸虫引起的一种寄生虫病。由德国学者Bilhartz于1851年在埃及开罗首先发现。我国为输入性病例，即在境外感染后患病的回国人员。虫卵为主要致病因子，主要导致膀胱、尿路及生殖器官的病变。

◎ 慢性期如治疗不及时或不彻底可发展为晚期，引发肾衰竭，甚至诱发膀胱癌

◎ 虫卵大量堆积可引发肺动脉血管结构发生改变甚至堵塞，从而导致肺动脉高压。少数病人可能发展为肺心病（0.8%～1%）

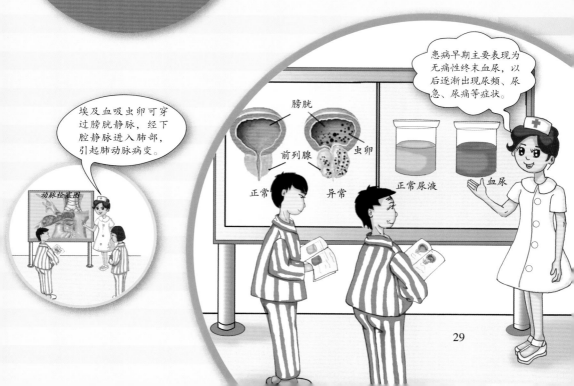

埃及血吸虫卵可穿过膀胱静脉，经下腔静脉进入肺部，引起肺动脉病变。

患病早期主要表现为无痛性终末血尿，以后逐渐出现尿频、尿急、尿痛等症状。

动脉栓塞图

膀胱

前列腺

虫卵

正常

异常

正常尿液

血尿

29

20 什么是曼氏血吸虫病？对人体有哪些危害

曼氏血吸虫病是由感染曼氏血吸虫引起的一种寄生虫病。成虫寄生于肠系膜下静脉丛、痔静脉丛，主要导致结肠与肝脏的损害。

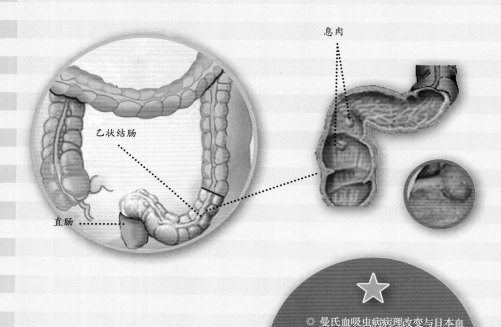

息肉

乙状结肠

直肠

◎ 曼氏血吸虫病病理改变与日本血吸虫病病理改变相似但较轻。其肠道病变以直肠与乙状结肠为主，结肠息肉病发生率较高。肝脾的病变相似于日本血吸虫病的腹水型和巨脾型晚期血吸虫病

21　埃及、曼氏、日本血吸虫有什么区别

三种血吸虫不仅在地理分布上不同，而且在成虫、虫卵形态及排卵途径、中间宿主、保虫宿主、成虫寄生部位、虫卵分布、病变部位均有区别。

三种血吸虫虫卵形态、排卵途径不同

日本血吸虫卵

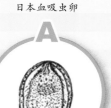

曼氏血吸虫卵

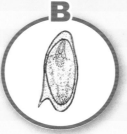

埃及血吸虫卵

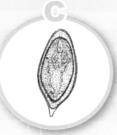

粪便排出　　　　　　　　　　　尿液排出

三种血吸虫中间宿主不同

日本血吸虫

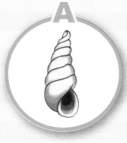

曼氏血吸虫

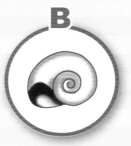

埃及血吸虫

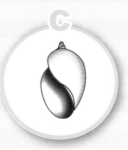

钉螺　　　　　　　　　双脐螺　　　　　　　　　小泡螺

三种血吸虫保虫宿主不同

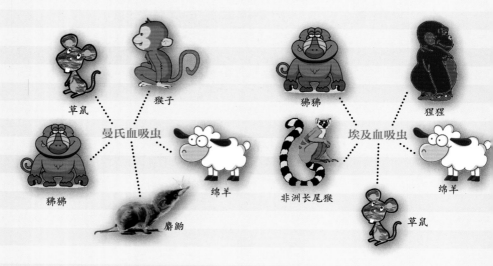

曼氏血吸虫自然感染的动物有40种哺乳动物

埃及血吸虫自然感染的动物有9种哺乳动物

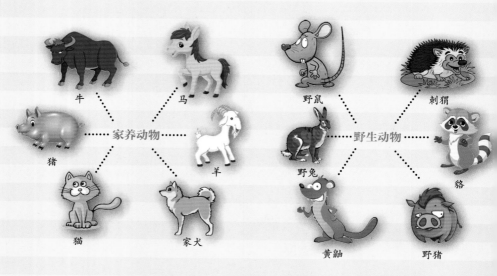

日本血吸虫自然感染的动物宿主有42种，以中国发现最多

三种血吸虫成虫寄生部位、虫
卵分布及致病部位均有不同

A 日本血吸虫

日本血吸虫卵主要分布于肝脏、肠壁
成虫主要寄居于宿主门静脉及肠系膜下静脉

B 曼氏血吸虫

曼氏血吸虫卵主要分布于肝脏、肠壁
成虫主要寄居于宿主肠系膜下静脉及直肠静脉丛

病理改变在
肝脏和肠壁

C 埃及血吸虫

埃及血吸虫卵主要分布于膀胱及生殖器官
成虫主要寄居于宿主膀胱静脉丛及盆腔静脉丛

病理改变在泌
尿生殖系统

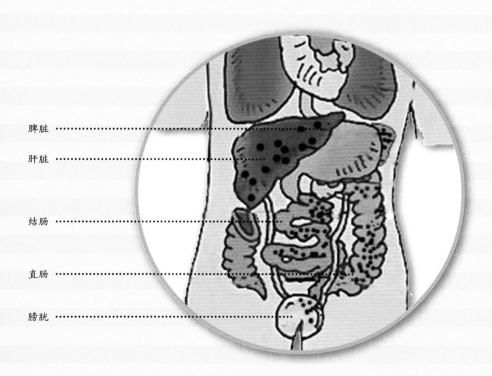

脾脏

肝脏

结肠

直肠

膀胱

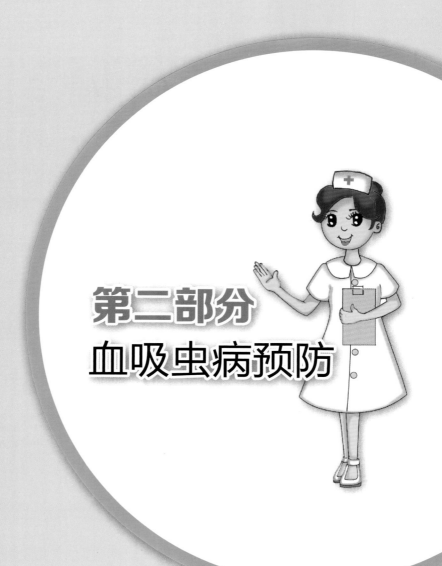

第二部分
血吸虫病预防

22 血吸虫病的主要传染源有哪些

　　血吸虫病是人兽共患寄生虫病，主要传染源为被血吸虫感染并从粪便中排出血吸虫卵的人和多种家畜及野生动物。

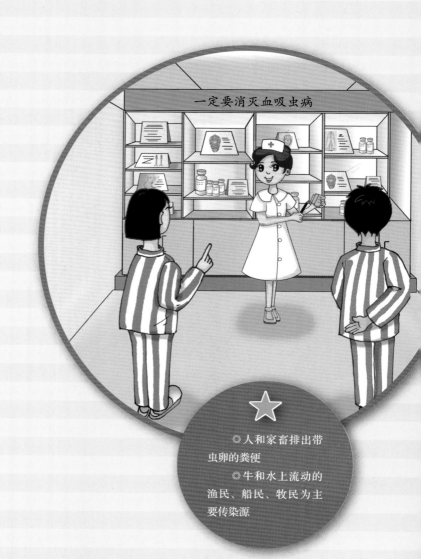

一定要消灭血吸虫病

◎人和家畜排出带虫卵的粪便

◎牛和水上流动的渔民、船民、牧民为主要传染源

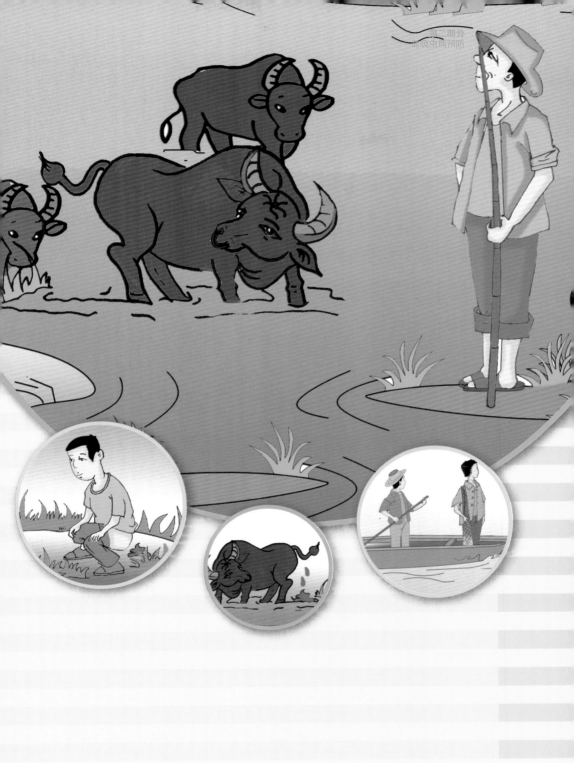

23 血吸虫病的感染方式有哪些？ 哪些季节容易感染

人感染血吸虫病的主要途径是通过皮肤接触感染，其次是口腔黏膜。

人们在生产和生活中直接接触疫水是感染血吸虫病的主要方式

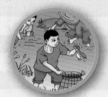
捕鱼捞虾

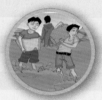
防汛抢险

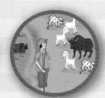
放牧

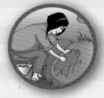
洗衣物

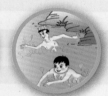
游泳

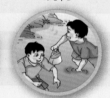
戏水

一年四季都有可能感染血吸虫病，但在气温较高的春夏秋（4～10月）最容易感染

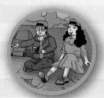
春天：郊游

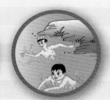
夏天：游泳

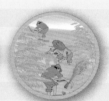
秋天：收割芦苇

误区

男性比女性更容易得血吸虫病

不论男、女、老、少、职业和民族，只要接触疫水，人人都容易患血吸虫病。

24 什么叫疫水？
不接触疫水，就可以避免感染血吸虫吗

疫水是指含有血吸虫尾蚴的水体。接触疫水的次数越多，时间越长，体表面积越大，感染血吸虫的机会就越多，患血吸虫病的可能性就越大，且患病的程度就越重。

为了您的健康
请勿接触疫水

误区

钓鱼不会感染血吸虫病

在疫水区域钓鱼，如果在垂钓、投放鱼饵及取鱼过程中，手足接触疫水或饮用生疫水，均有可能感染血吸虫病。

◎ 不接触疫水就不会感染血吸虫，也就不会得血吸虫病

25 必须接触疫水时个体应怎样防护

因生产、生活需要，必须接触疫水时，应采取防护措施。

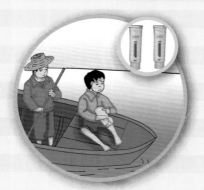

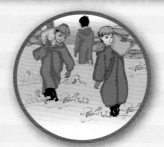

穿戴防护用具

涂擦药物

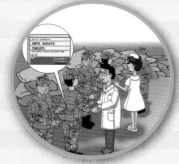

口服杀虫药物

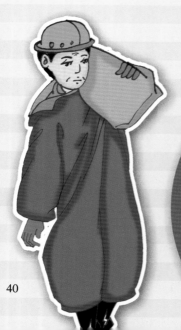

◎ 涂擦杀灭尾蚴的药物：将防护药物涂遍在人体接触疫水的部位，一般涂擦以后药物可持续有效4～8小时，如工作时间超过药物有效期，则应再次涂药

◎ 穿戴防止尾蚴侵入的用具：穿长筒胶靴、长筒胶裤，戴胶手套等可阻止尾蚴侵入人体

◎ 服用杀灭血吸虫童虫的药物：血吸虫尾蚴进入人体后发育成熟需21～22天，在童虫阶段口服杀虫药物蒿甲醚或青蒿琥酯，可保护感染者的肝脏免受血吸虫的危害，从而不发生血吸虫病

26 接触了血吸虫疫水怎么办

　　接触了血吸虫疫水就可能感染血吸虫病，应观察是否有血吸虫病症状；一旦确定得了血吸虫病，应尽早治疗；如不能确定，也可预防性服药治疗。即疑病早查、有病早治、无病早防。

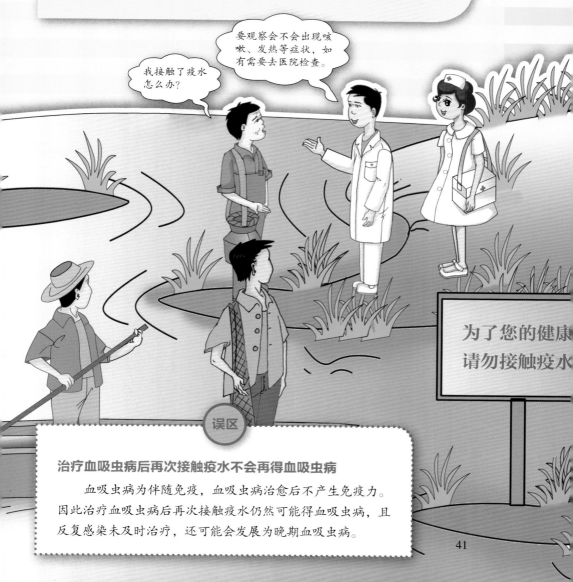

我接触了疫水怎么办？

要观察会不会出现咳嗽、发热等症状，如有需要去医院检查。

为了您的健康请勿接触疫水

误区

治疗血吸虫病后再次接触疫水不会再得血吸虫病

　　血吸虫病为伴随免疫，血吸虫病治愈后不产生免疫力。因此治疗血吸虫病后再次接触疫水仍然可能得血吸虫病，且反复感染未及时治疗，还可能会发展为晚期血吸虫病。

41

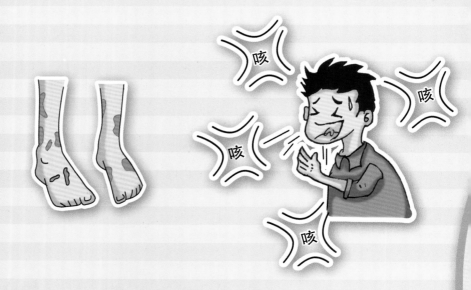

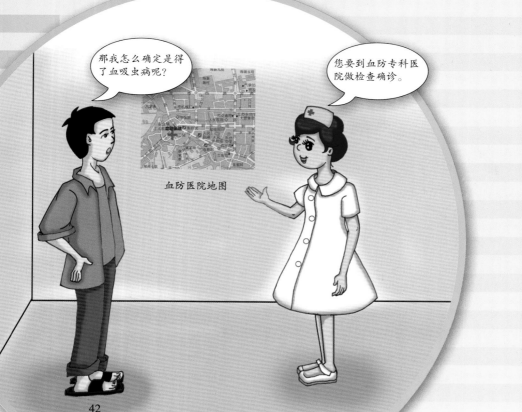

血防医院地图

42

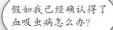

假如我已经确认得了血吸虫病怎么办?

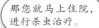

那您就马上住院，进行杀虫治疗。

吡喹酮

◎ 如出现咳嗽、发热等症状，采取对症治疗无效时，有可能就是感染了血吸虫病

◎ 在接触疫水部位可出现皮肤红肿、发痒等现象，但一般会在2～3天自然消退

◎ 有部分人接触疫水后无任何异常表现，但在接触疫水15天后抽血化验可能出现阳性反应，35～40天后可在粪便检查中找到血吸虫卵

◎ 凡是接触过疫水的人都可以预防用药，在首次接触疫水4周后用吡喹酮治疗

27　血吸虫病属于哪种类型的传染病？
夫妻间密切接触会传染血吸虫病吗

血吸虫病属于乙类传染病，传播途径必须经过中间宿主钉螺，因此夫妻间密切接触不会传染。

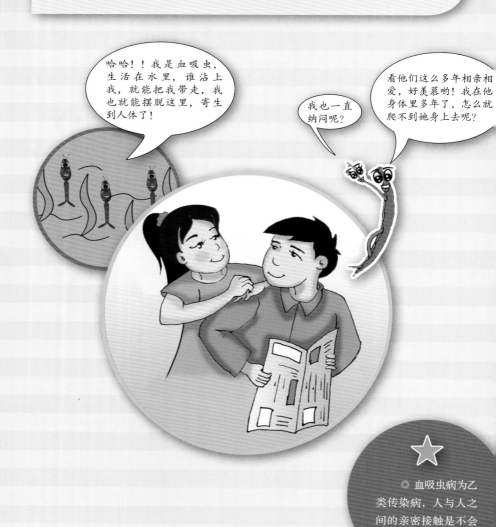

哈哈！！我是血吸虫，生活在水里，谁沾上我，就能把我带走，我也就能摆脱这里，寄生到人体了！

我也一直纳闷呢？

看他们这么多年相亲相爱，好羡慕哟！我在他身体里多年了，怎么就爬不到她身上去呢？

◎ 血吸虫病为乙类传染病，人与人之间的亲密接触是不会传染血吸虫病的

28 慢性血吸虫病病人可以参加献血吗

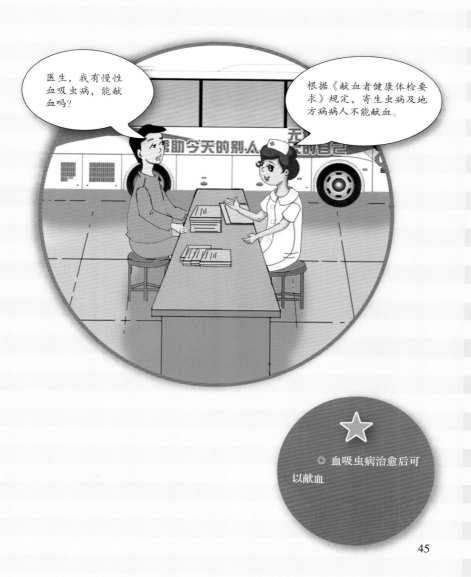

医生，我有慢性血吸虫病，能献血吗？

根据《献血者健康体检要求》规定，寄生虫病及地方病病人不能献血。

◎ 血吸虫病治愈后可以献血

29 孕妇会将血吸虫病传给下一代吗

孕前感染血吸虫的孕妇不会传给胎儿，但怀孕期间感染血吸虫后，可能会传给胎儿。有研究报道孕妇在怀孕期间感染血吸虫后，血吸虫童虫在母体移行过程中，可产生溶组织酶突破胎盘屏障进入胎儿体内。

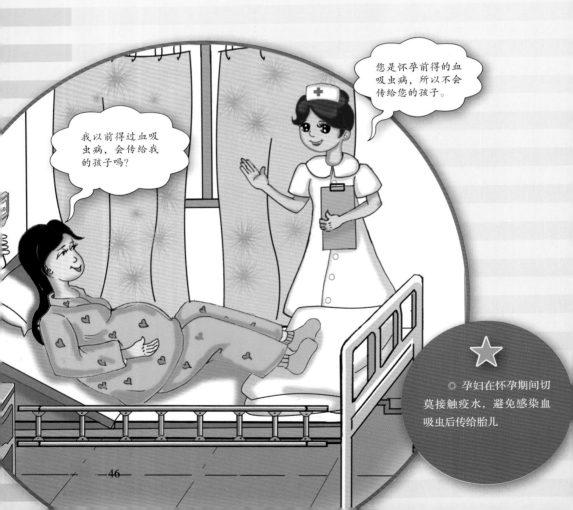

您是怀孕前得的血吸虫病，所以不会传给您的孩子。

我以前得过血吸虫病，会传给我的孩子吗？

◎ 孕妇在怀孕期间切莫接触疫水，避免感染血吸虫后传给胎儿

30 患血吸虫病的动物肉能食用吗

因为血吸虫成虫和虫卵没有寄生在动物肌肉组织，食用患血吸虫病的动物肉不会感染血吸虫病。

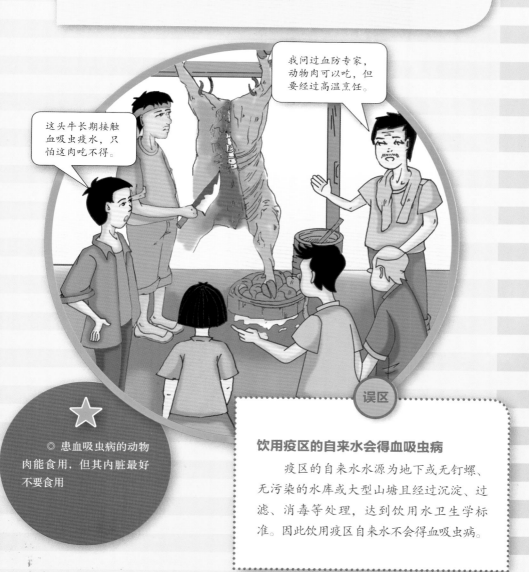

◎ 患血吸虫病的动物肉能食用，但其内脏最好不要食用

误区

饮用疫区的自来水会得血吸虫病

疫区的自来水水源为地下或无钉螺、无污染的水库或大型山塘且经过沉淀、过滤、消毒等处理，达到饮用水卫生学标准。因此饮用疫区自来水不会得血吸虫病。

31 在非洲务工和旅游人员如何预防血吸虫病

避免接触和饮用含有感染性水生螺蛳的疫水，必须接触疫水时须采取防护措施。

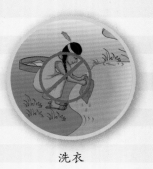
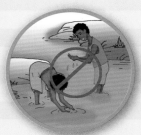
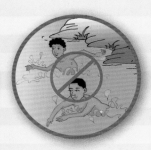

洗衣　　　　　　　洗脸、洗脚　　　　　　游泳

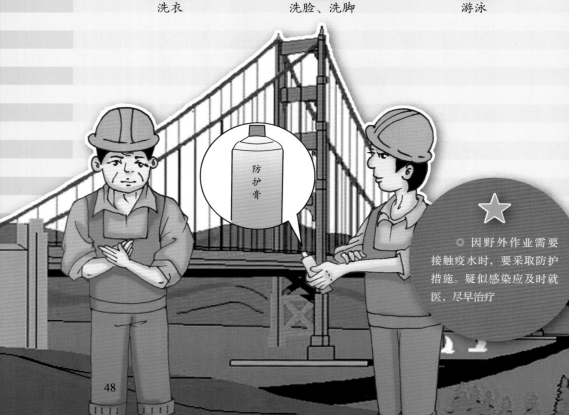

◎ 因野外作业需要接触疫水时，要采取防护措施。疑似感染应及时就医，尽早治疗

32 国家对血吸虫病病人的优惠政策有哪些

　　血吸虫病严重影响我国人民的身体健康，国家高度重视血吸虫病防治工作，制定出了相关的规划和优惠政策，一方面减轻病人的疾苦，另一方面有利于疾病的控制和预防。

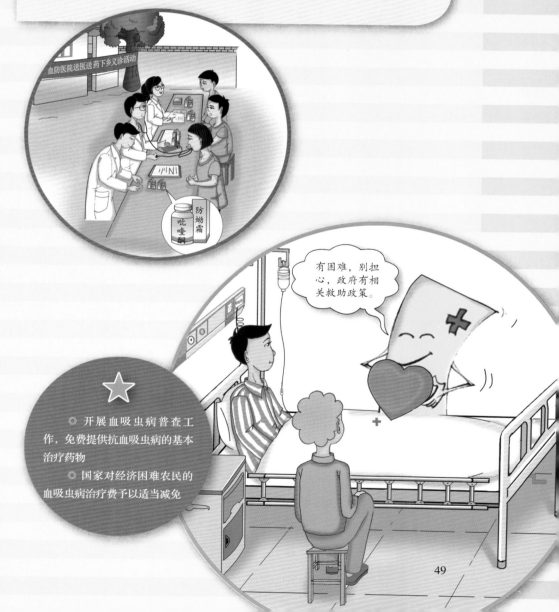

血防医院送医送药下乡义诊活动

防蚴霜
吡喹酮

有困难，别担心，政府有相关救助政策。

◎ 开展血吸虫病普查工作，免费提供抗血吸虫病的基本治疗药物
◎ 国家对经济困难农民的血吸虫病治疗费予以适当减免

49

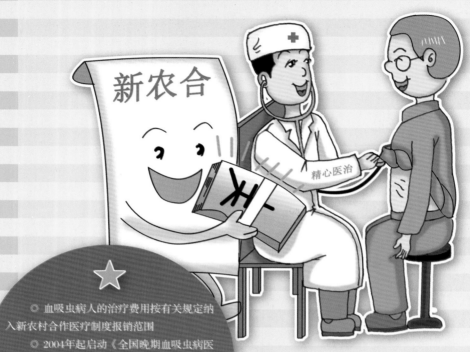

◎ 血吸虫病人的治疗费用按有关规定纳入新农村合作医疗制度报销范围

◎ 2004年起启动《全国晚期血吸虫病医疗救助项目》，国家对符合医疗救助条件的晚期血吸虫病病人实行医疗救助

还是国家政策好啊！

您享受了国家政策，您的医疗费用部分由国家医疗救助基金支付了。

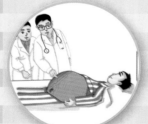

腹水型晚期血吸虫病病人内科治疗

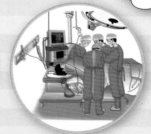

巨脾型晚期血吸虫病病人手术治疗

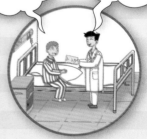

查螺工作

防汛抢险

◎ 因工作原因感染血吸虫病，经认定为工伤的，可享受工伤待遇

33 防治血吸虫病的主要措施有哪些

现阶段，我国采取以控制传染源为主的综合治理措施，主要有人畜同步化疗、以机代牛、灭螺、灭蚴、引导人们改变自己的行为和生产生活方式等。

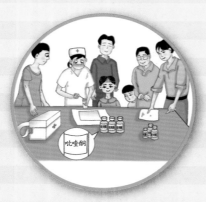

治疗病人

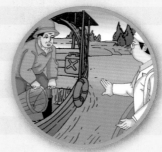

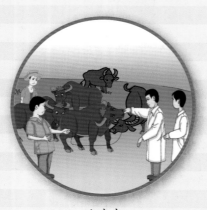

治疗牛

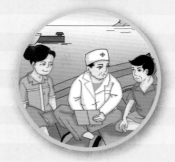

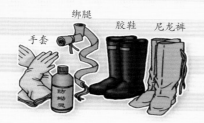

手套　绑腿　胶鞋　尼龙裤

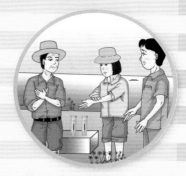

涂擦防蚴霜

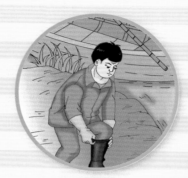

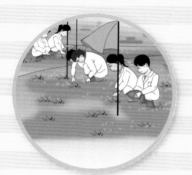

查螺

◎ 人畜同步化疗：查出病人、病畜及时进行治疗，既阻止病情发展，又控制了传染源

◎ 健康教育：对中小学生、居民和水上流动人员进行血防知识的宣传，提高群众防病意识和自我保护的能力

◎ 如生产、生活不可避免接触疫水，则要穿戴防护器具或涂擦防护油膏，阻止尾蚴钻入人体

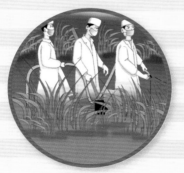

灭螺

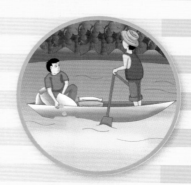

灭蚴

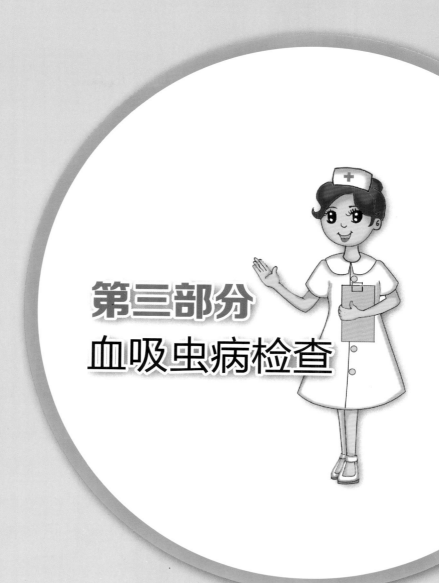

第三部分
血吸虫病检查

34 哪些人应该进行血吸虫病检查

　　凡是生活在血吸虫病流行区或到过流行区的人，身体直接接触过那里的湖泊、江河或池塘里的水，都有可能感染血吸虫病。应及时到本地血防专业机构或医院去看医师，进行血吸虫病检查。

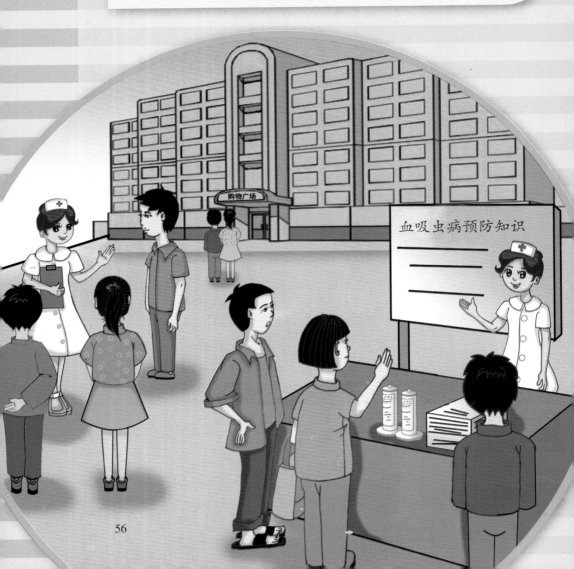

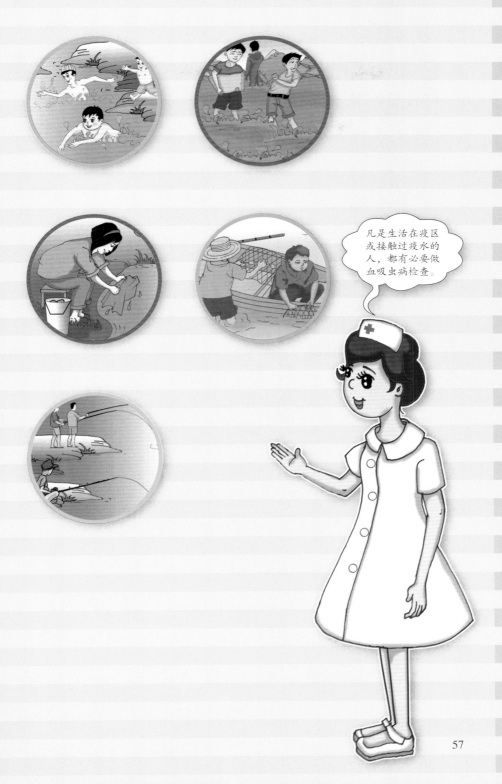

凡是生活在疫区
或接触过疫水的
人，都有必要做
血吸虫病检查。

57

35 诊断血吸虫病需要做哪些检查

对于疑似血吸虫病病人，需要做以下检查确诊或协助诊断。

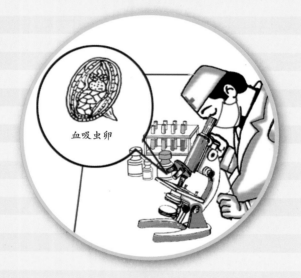

血吸虫卵

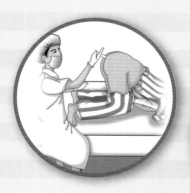

◎ 粪便或尿液检查：可查到血吸虫虫卵或毛蚴，为诊断血吸虫病最可靠的依据

◎ 直肠镜检查：可发现沉积于肠黏膜内的血吸虫卵

◎ 血清学检查：是最常用的血吸虫病诊断方法

◎ B超检查：能够了解血吸虫病所致肝纤维化、脾肿大、腹水的程度

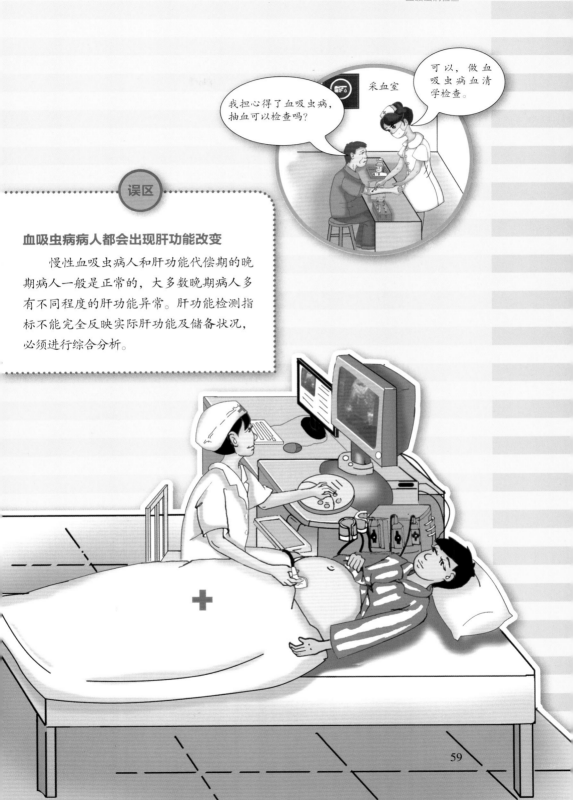

采血室

我担心得了血吸虫病，抽血可以检查吗？

可以，做血吸虫病血清学检查。

误区

血吸虫病病人都会出现肝功能改变

　　慢性血吸虫病人和肝功能代偿期的晚期病人一般是正常的，大多数晚期病人多有不同程度的肝功能异常。肝功能检测指标不能完全反映实际肝功能及储备状况，必须进行综合分析。

36 留取粪便标本的注意事项有哪些

　　粪便检查可找血吸虫虫卵或毛蚴，是常用的血吸虫病病原学检查手段。因沉积在肠壁组织中的血吸虫虫卵，只有在虫卵引起肠壁组织破溃时才能随粪便排出，常须反复多次留取足量新鲜粪便送检，以提高检出率。

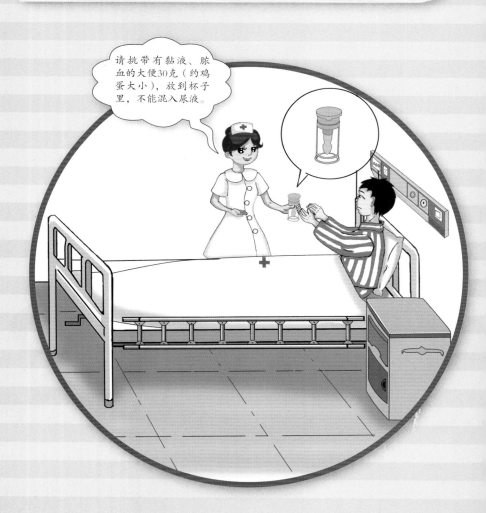

37 尿液检查有什么意义？
如何留取尿液标本

　　埃及血吸虫虫卵沉积于人体的膀胱壁组织内，当引起膀胱壁溃疡后可随尿液排出。尿液检查可找到虫卵，是埃及血吸虫病病原学检查手段。

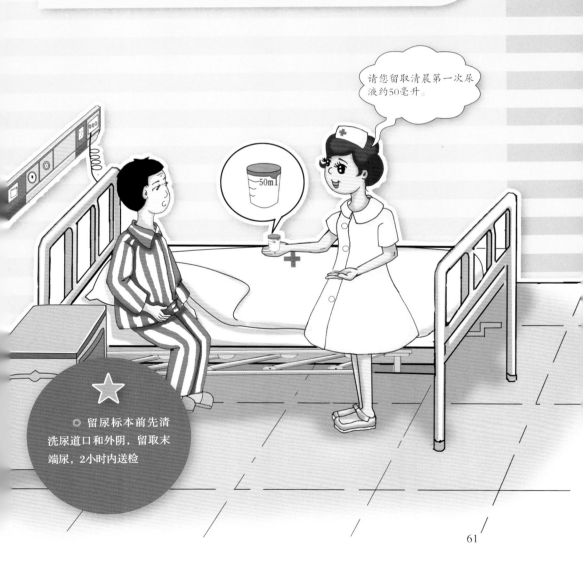

61

38 血液检查的项目有哪些?
采集生化检验标本应注意哪些事项

血液标本可以为血吸虫病病人进行血常规、肝肾功能、血清学检查等检查项目。

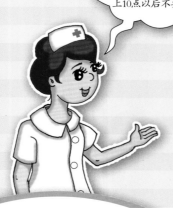

肝功能检查取空腹时的血液标本,也就是抽血检查的前一天晚上10点以后不要进食。

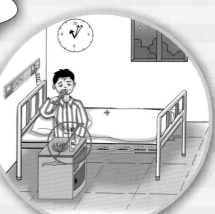

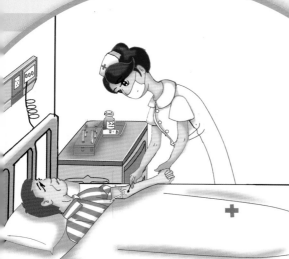

◎ 肝功能检查需要空腹8～10小时,以避免食物影响检验结果的准确性

◎ 血常规能了解血吸虫病病人是否存在贫血、脾功能亢进。肝功能检测指标能反应肝脏的合成与代谢等功能

39 腹水检查有什么意义?
采集腹水标本有哪些注意事项

　　腹水标本可进行常规检查、生化检查及细菌学、细胞学检查等，以判断腹水性质，对腹水的病因诊断和治疗方案的制订提供科学依据。

您好，今天准备采集腹水做检查，需要您签检查知情同意书。

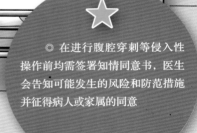

◎ 在进行腹腔穿刺等侵入性操作前均需签署知情同意书，医生会告知可能发生的风险和防范措施并征得病人或家属的同意

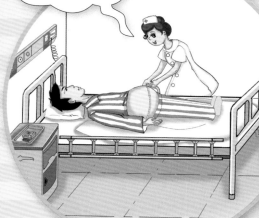

等下要给您采集腹水标本，请先排净小便，抽腹水时如有不舒服请立即告诉医护人员。

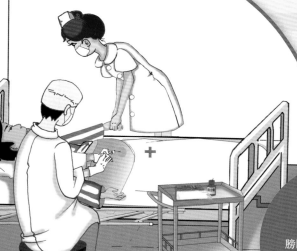

◎ 腹腔穿刺前排空膀胱，以防止误伤

◎ 腹水标本采集后须立即送检

40 腹部B超能检查哪些脏器？ 检查前需要做哪些准备

B超检查可以观察肝脏形态、大小、实质回声及肝内结构，还能测量门静脉大小，判断腹水、脾大的程度及胆囊等情况，具有特征性、准确性高等优点。

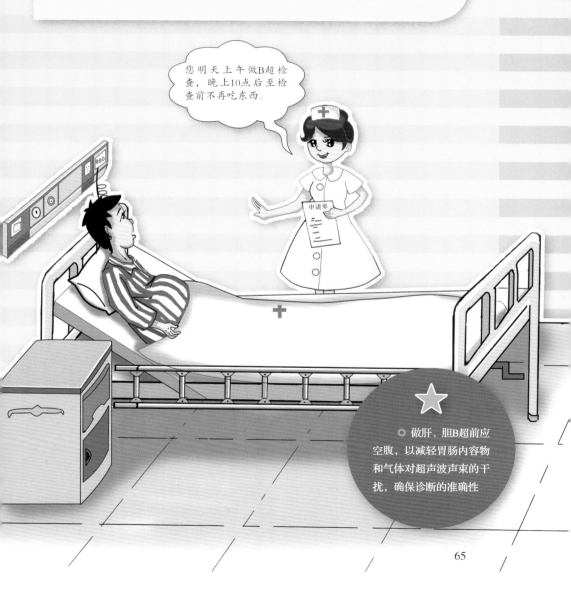

您明天上午做B超检查，晚上10点后至检查前不再吃东西。

◎ 做肝、胆B超前应空腹，以减轻胃肠内容物和气体对超声波声束的干扰，确保诊断的准确性

41 直肠镜检查中怎样配合？检查前后有什么注意事项

　　直肠镜直视下的活体组织检查有助于发现沉积于肠黏膜内的虫卵。适宜于有疫水接触史、无血吸虫病治疗史，在临床上怀疑为血吸虫病而经多次粪便检查又找不到虫卵或毛蚴，血清学检查亦不能确定的病人。

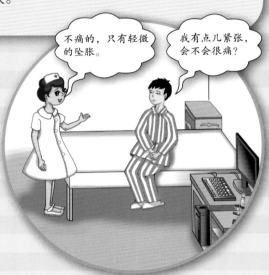

不痛的，只有轻微的坠胀。

我有点儿紧张，会不会很痛？

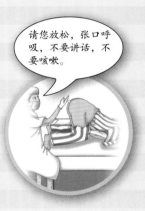

请您放松，张口呼吸，不要讲话，不要咳嗽。

◎ 检查前需排空大小便，腹泻、严重痔疮、肛门手术后，孕妇及妇女经期禁止做此项检查

◎ 检查时取膝胸卧位，检查后在候诊处休息半小时以上方可离开；检查完毕后当日不要解大便，以免引起直肠出血

42 纤维（电子）胃镜检查中怎样配合？检查前后有哪些注意事项

　　胃镜检查是血吸虫病上消化道病变的首选检查方法。可直接观察食管、胃、十二指肠情况。判断食管、胃底静脉曲张的程度，预测破裂出血的风险。必要时还可进行套扎术和硬化剂治疗。

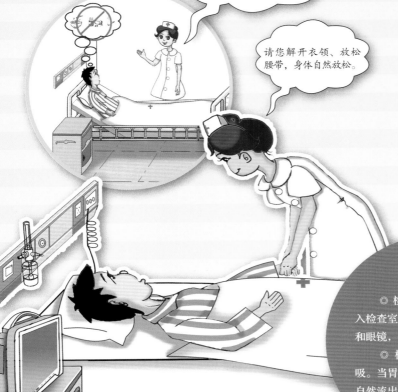

您好，您明天做胃镜检查，检查前要禁烟，今天晚餐吃清淡易消化的食物，10点至检查前不再吃东西。

请您解开衣领、放松腰带，身体自然放松。

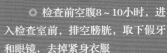

◎ 检查前空腹8～10小时，进入检查室前，排空膀胱，取下假牙和眼镜，去掉紧身衣服

◎ 检查时采取鼻吸口出呼吸。当胃镜通过咽喉后，如有口水自然流出，不要吞下，以免咳嗽

◎ 一般胃镜（未做活检）检查完后当日进食温热软食或半流质饮食，次日可恢复正常饮食。做活检者，检查后1～2天应进半流质饮食，忌食生冷、坚硬和刺激性食物。无痛胃镜检查者，术后24小时注意休息，严禁从事驾驶、高空作业

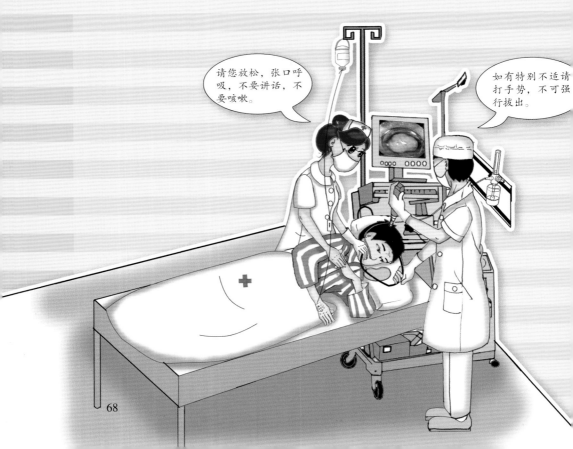

43 纤维（电子）结肠镜检查中怎样配合？检查前后有哪些注意事项

纤维结肠镜是由细长可弯曲的导光玻璃纤维管构成，经肛门将肠镜沿肠腔插至回盲部，观察结肠黏膜变化的检查方法。是目前诊断血吸虫病结肠黏膜病变的最佳方式，也可用于肠息肉切除等。

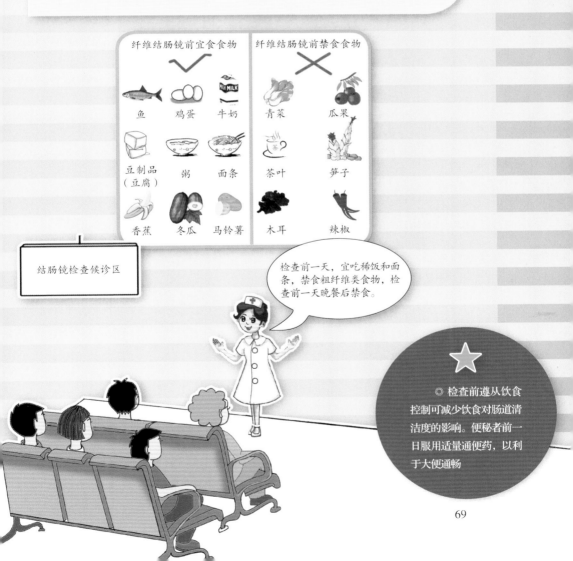

纤维结肠镜前宜食食物　　　纤维结肠镜前禁食食物

鱼　鸡蛋　牛奶　　　青菜　　　瓜果

豆制品（豆腐）　粥　面条　　　茶叶　　　笋子

香蕉　冬瓜　马铃薯　　　木耳　　　辣椒

结肠镜检查候诊区

检查前一天，宜吃稀饭和面条，禁食粗纤维类食物，检查前一天晚餐后禁食。

◎ 检查前遵从饮食控制可减少饮食对肠道清洁度的影响。便秘者前一日服用适量通便药，以利于大便通畅

这是肠道清洁剂20%甘露醇500毫升，检查前2~3小时顿服。服用后宜走动，不要坐卧，避免呕吐。

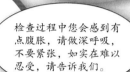

检查过程中您会感到有点腹胀，请做深呼吸，不要紧张，如实在难以忍受，请告诉我们。

◎ 有效的肠道清洁是结肠镜检查成功的关键。肠道清洁的方法有清洁洗肠和口服肠道清洁剂。末次口服肠道清洁剂时间与结肠镜检查时间间隔应控制在4~6小时

◎ 肠镜（未做活检）检查完后当日进食温热流质或半流质饮食，次日可恢复正常饮食，检查后若出现血便或腹痛明显，随时告知医护人员。如行息肉切除者，进食少渣饮食3天，1周内避免剧烈运动

44 膀胱镜检查有何意义？
检查中怎样配合？
检查前后有哪些注意事项

　　膀胱镜检查是将膀胱镜经尿道插入膀胱以直接观察膀胱和尿道内病变的检查方法。行膀胱镜检查可了解埃及血吸虫虫卵对膀胱及邻近器官的损害程度。

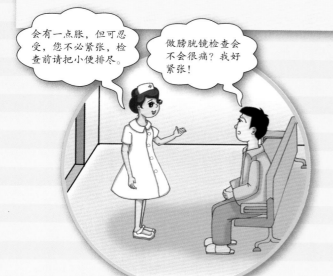

会有一点胀，但可忍受，您不必紧张，检查前请把小便排尽。

做膀胱镜检查会不会很痛？我好紧张！

◎ 尿道、膀胱急性炎症期及妇女月经期等不宜进行膀胱镜检查

◎ 检查后会有尿道灼痛及血尿情况，多饮水，并遵医嘱用药，症状会很快缓解

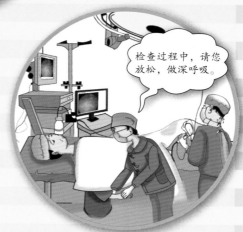

检查过程中，请您放松，做深呼吸。

45　异位血吸虫病的特殊检查项目有哪些

　　异位血吸虫病最常见损害部位为脑，其次是肺、阑尾、胃、子宫等。一般通过放射影像（X线、CT和MRI磁共振成像）或组织病理学检查协助诊断或确诊。

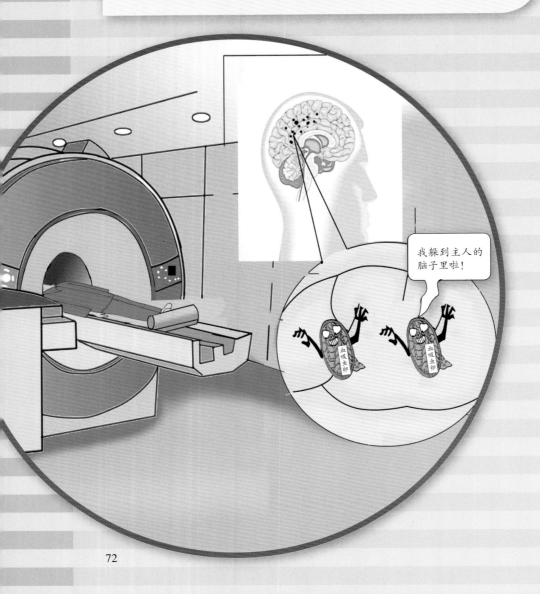

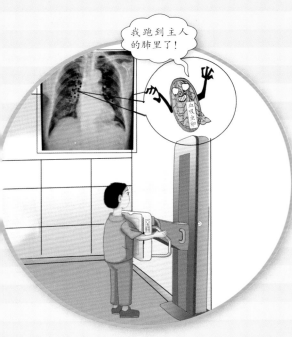

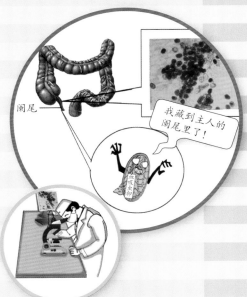

◎ MRI适用脑型血吸虫病和血吸虫病脊髓病变的检查，检查前应去除身上所带金属物品

◎ X线检查适用于血吸虫病肺部病变的检查

◎ 组织病理学检查是明确血吸虫病异位损害的金标准

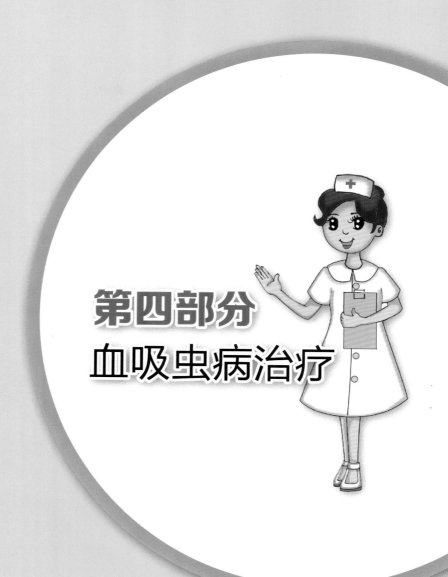

第四部分
血吸虫病治疗

46 急性血吸虫病如何治疗

急性血吸虫病病人需要住院治疗，在进行病原治疗（杀虫）的同时，予以支持、对症治疗，注意卧床休息。

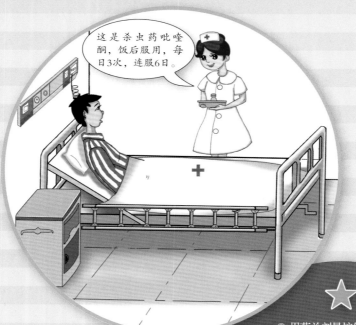

◎ 用药总剂量按体重计算，成人120毫克/千克，儿童140毫克/千克。其中总剂量的1/2在第1~2天分服完，另1/2在第3~6天分服完

◎ 中型或重型病人可短期应用糖皮质激素辅助退热

◎ 约50%病人于服药当天可能会出现寒战、高热等类赫氏反应。系大量血吸虫死亡释放出异性蛋白刺激机体所致

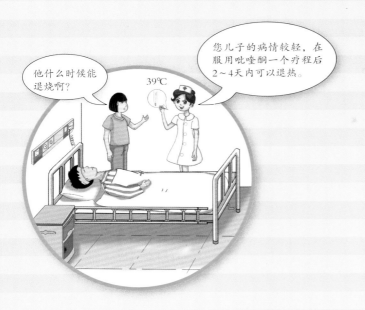

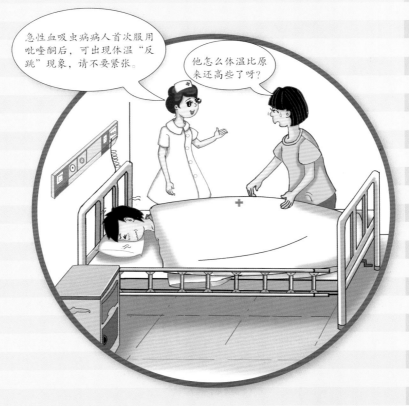

47 慢性血吸虫病如何治疗

慢性血吸虫病治疗包括病原（杀虫）、护肝、抗肝纤维化及对症治疗。如无严重并发症或禁忌证，应尽早进行病原治疗，杀灭身体内的血吸虫成虫，以避免血吸虫对身体的损害，防止病情发展。

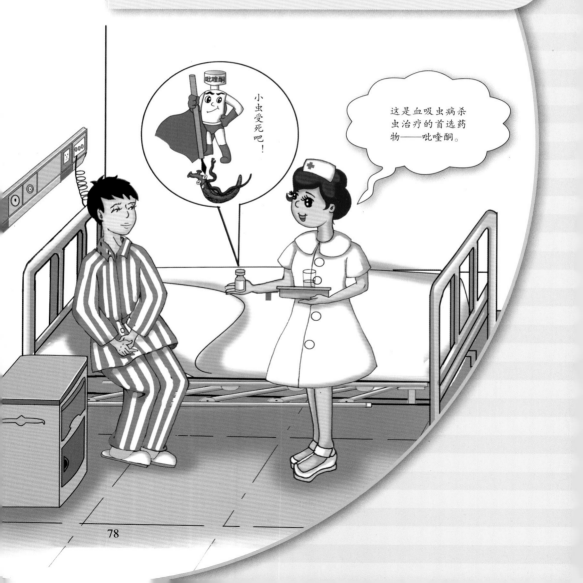

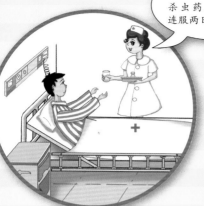

请您在饭后半小时服杀虫药，每天3次，连服两日。

现在给您输上护肝药。

我是人体的"化工厂"，我不仅要加工营养物质，还要对一切外来的毒物、药物进行解毒，我好累呀！

不是，护肝药用得过多会加重肝脏负担。

护肝药是不是用得越多越好？

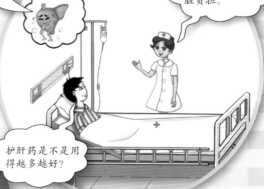

★

◎ 吡喹酮治疗血吸虫病效果好，疗程短，不良反应少，口服方便

◎ 服药剂量按体重计算，成人剂量60毫克/千克，总剂量不超过3600毫克，儿童体重不足30千克者总剂量可加至70毫克/千克

◎ 杀虫治疗前后或病人有肝功能损害时应进行护肝治疗

◎ 肝脏是药物代谢的主要器官，护肝药物种类不宜太多，疗程不宜太长

79

48 血吸虫病病原治疗的首选药物是什么？服药时应注意哪些事项

目前血吸虫病病原治疗的首选药物是吡喹酮，它是一种新型广谱抗寄生虫药，明显优于其他抗血吸虫病药物，该药副作用小、毒性低、适应证广、疗效好。

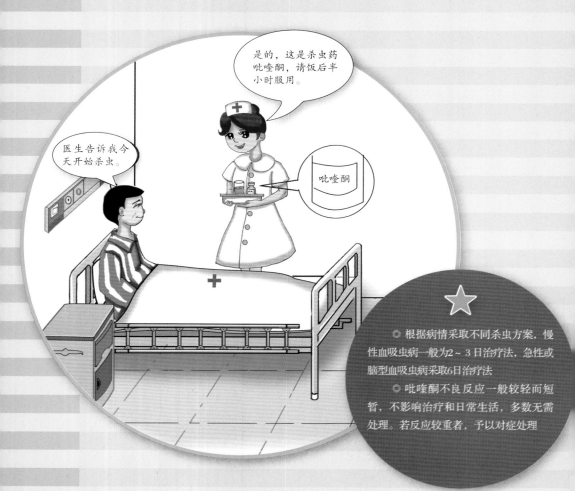

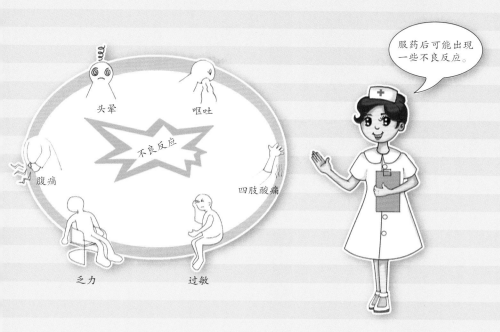

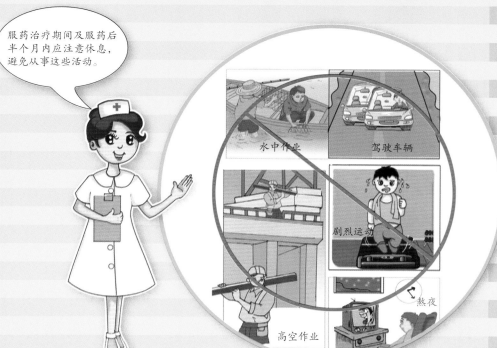

81

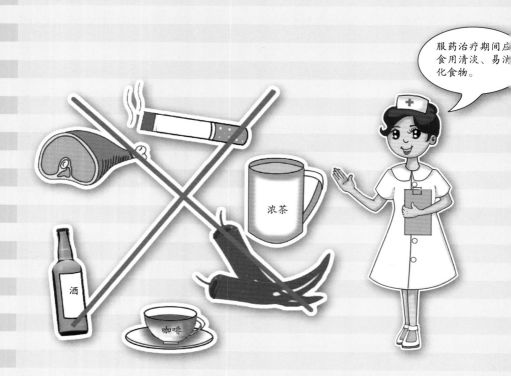

浓茶

酒

咖啡

服药治疗期间应食用清淡、易消化食物。

误区

晚期血吸虫病病人不需要杀虫治疗

　　晚期血吸虫病病人如体内有成虫存活就需要杀虫治疗。但由于晚期血吸虫病病程长、病情复杂，进行杀虫治疗应该审慎！应选择适当的时机，采用适当的剂量和疗程，并住院观察。

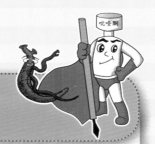

49 有些病人治疗后为什么粪便中仍能查到血吸虫虫卵

粪便中查到虫卵表明机体内仍有活的成虫和成熟的虫卵。

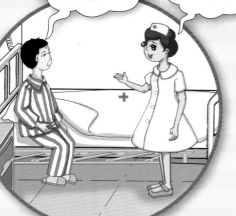

护士，我去年治疗了一次，今年为什么粪便里还能查到血吸虫卵？

一般有这样几种情况。

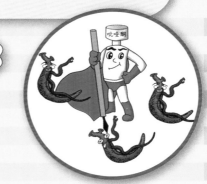

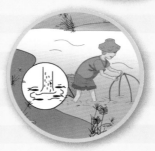

◎ 吡喹酮单次治疗效果未达100%，残存的少量血吸虫成虫继续产卵

◎ 治疗后又接触了疫水，再次感染血吸虫病

◎ 如服用吡喹酮前21～33天内感染血吸虫，则此次杀虫治疗无效

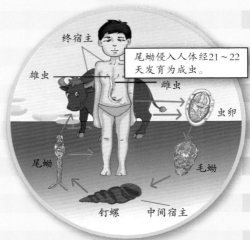

终宿主

雄虫

雌虫

虫卵

尾蚴侵入人体经21～22天发育为成虫。

尾蚴

毛蚴

钉螺　中间宿主

83

50 血吸虫病病人为什么要进行护肝治疗

血吸虫成虫寄生于人体门脉系统，所产虫卵部分随血流直接沉积于肝，并在肝内形成虫卵肉芽肿而造成肝脏的损害，导致肝纤维化，甚至肝硬化，继发门静脉高压症等。血吸虫病病人进行护肝治疗可以改善肝细胞代谢、促进肝细胞再生。

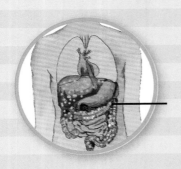

血吸虫虫卵沉积

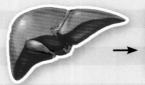 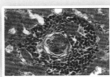 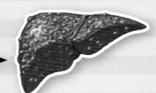

正常肝脏　　　　　　血吸虫虫卵肉芽肿显微镜图　　　　　　肝脏硬化

误区

慢性血吸虫病需要每年护肝治疗

不能一概而论。应根据病人的肝功能有无异常、肝脏结构有无改变、是否接受杀虫治疗等情况而确定。

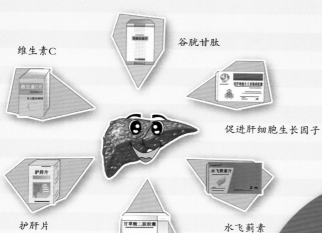

维生素C

谷胱甘肽

促进肝细胞生长因子

护肝片

水飞蓟素

甘草酸二胺

◎ 血吸虫虫卵在肝脏内"大量沉积"形成肉芽肿，造成肝脏正常结构改变，是导致肝硬化，继发门静脉高压症的主要原因

◎ 常用的护肝药物主要通过稳定肝细胞膜、改善肝细胞代谢、促进肝细胞再生、抗炎、解毒等多种机制发挥护肝作用

◎ 护肝药有不同的作用机制，医生会根据病人的病情，选择上有所不同

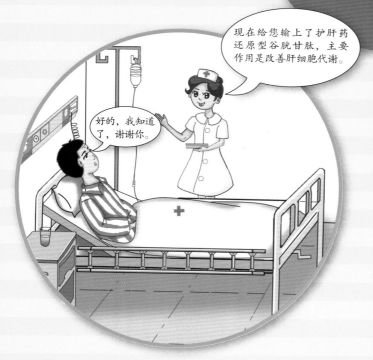

现在给您输上了护肝药还原型谷胱甘肽，主要作用是改善肝细胞代谢。

好的，我知道了，谢谢你。

51 腹水型晚期血吸虫病有哪些治疗方法

　　腹水型晚期血吸虫病治疗上应采取综合治疗措施，包括限钠、限水、合理使用利尿剂、纠正低蛋白血症及自身腹水浓缩回输、放腹水等。

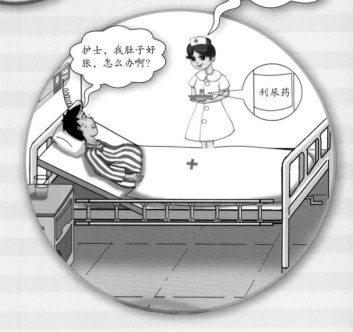

您要多卧床休息，食用有营养、易消化、清淡的食物。

根据您的病情，医生给您开了消腹水的利尿药，您服后就会感觉舒服些。

护士，我肚子好胀，怎么办啊？

利尿药

误区

腹水型晚期血吸虫病病人可长期服用利尿药

　　长期服用利尿药会增加药物的毒副作用，如可造成电解质紊乱、肝肾等脏器损害。应在医师的指导下服用，并密切监测体重、肝肾功能等情况，不可盲目长期服用。

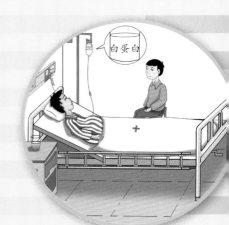

白蛋白

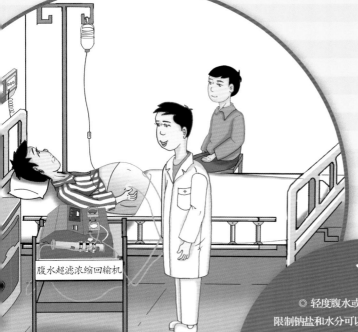

腹水超滤浓缩回输机

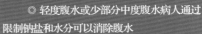

　　◎ 轻度腹水或少部分中度腹水病人通过限制钠盐和水分可以消除腹水

　　◎ 限制钠盐疗效欠佳的病人，加用利尿剂治疗，大部分中度腹水病人可以达到腹水减少或消失

　　◎ 病人出现腹水、低蛋白血症或行腹腔穿刺大量放腹水时，适量补充白蛋白

　　◎ 在病人腹水无感染、排除肿瘤的情况下，可以采取自身腹水浓缩回输的方法

52 预防食管、胃底曲张静脉破裂出血的方法有哪些

　　食管、胃底静脉曲张破裂出血是一个复杂的病理过程，可能受多种因素影响，因此要根据病人情况采取综合预防措施。

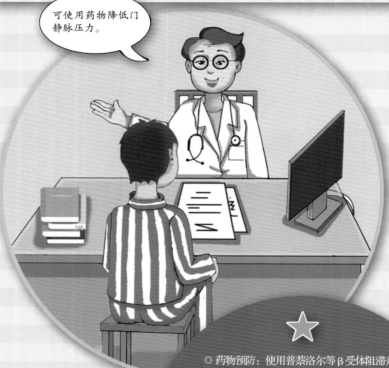

可使用药物降低门静脉压力。

◎ 药物预防：使用普萘洛尔等β受体阻滞剂可减少门静脉血流，降低门静脉压力。可减少胃底食管曲张静脉破裂出血的几率，合并房室传导阻滞的病人禁用

◎ 内镜下食管曲张静脉套扎术：对有静脉曲张的病人进行预防性结扎以消除曲张静脉

◎ 经颈静脉肝内门-体分流术：可明显降低门静脉压力，从而减少出血的风险

◎ 预防性手术治疗：包括脾切除术、各种断流术和分流术，通过阻断门、奇静脉之间反常血流或降低门静脉系统压力，以减轻或消除曲张的食管、胃底静脉

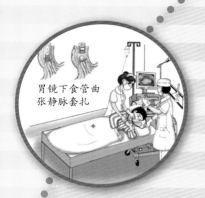

胃镜下食管曲
张静脉套扎

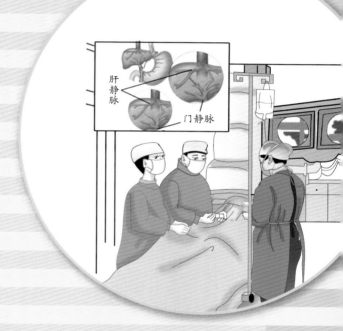

肝静脉

门静脉

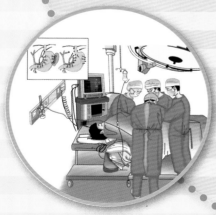

53 晚期血吸虫病病人上消化道出血有哪些治疗方法

晚期血吸虫病病人上消化道出血的治疗方法主要有非手术治疗和手术治疗。其中非手术治疗方法包括药物治疗、内镜治疗及三腔二囊管压迫止血。

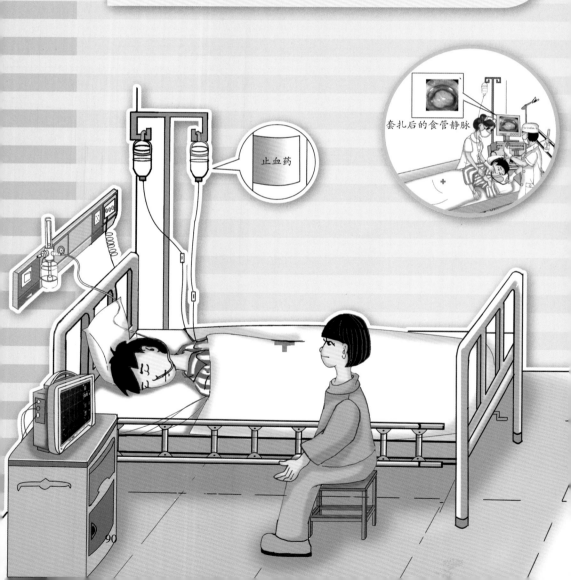

止血药

套扎后的食管静脉

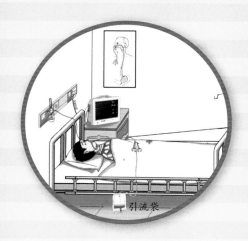

引流袋

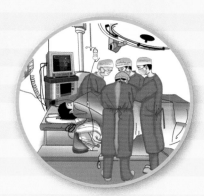

◎ 药物止血：根据病人的情况使用降门脉压、止血、扩容药物，必要时输血

◎ 内镜治疗止血：包括曲张静脉套扎术和硬化剂注射术，能起到止血及预防再出血的作用，是目前治疗食管胃底静脉曲张破裂出血的有效方法

◎ 三腔二囊管压迫止血：目前不推荐作为首选止血措施，在药物不能控制出血时考虑使用

◎ 手术止血：大量出血经上述治疗无效时，进行外科手术或经颈静脉肝内门体静脉分流术

54 巨脾型晚期血吸虫病什么情况下行外科手术治疗

外科手术主要目的是消除脾功能亢进，预防和治疗上消化道出血。有下列情况之一，无手术禁忌证者需要外科手术治疗。

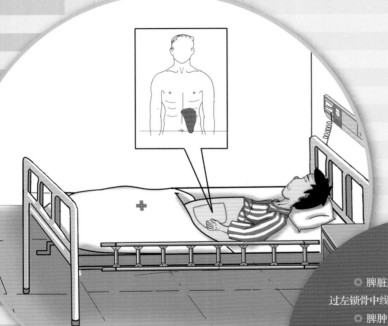

◎ 脾脏肿大Ⅲ级及以上：脾脏前缘超过左锁骨中线，下缘超过肚脐平面

◎ 脾肿大Ⅱ级伴明显脾功能亢进：脾脏下缘超过肋缘线、不超过脐平面（肋与脐之间）；白细胞在$3×10^9$/L以下，血小板在$70×10^9$/L以下

◎ 中-重度食管胃底静脉曲张：病人肝功能Child-A级或B级，为预防食管胃底曲张静脉破裂出血，可考虑外科手术治疗

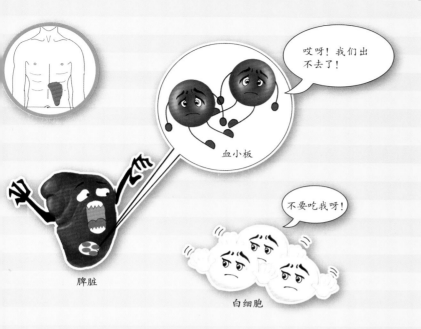

脾脏

血小板

白细胞

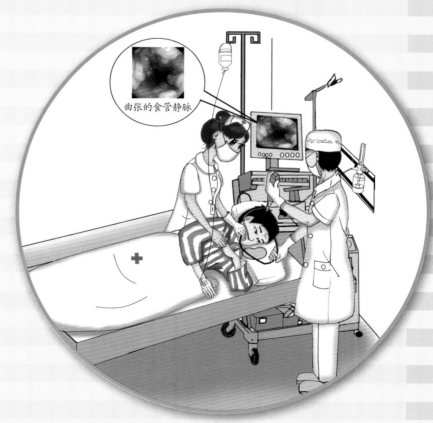

曲张的食管静脉

55 晚期血吸虫病为什么要采取多学科综合治疗

　　由消化内科、普通外科、内镜、影像科等多学科专家共同
参与制定出规范、有效、合理、科学的综合治疗方案，能最大
限度地提高疗效、减少并发症、改善病人生活质量。

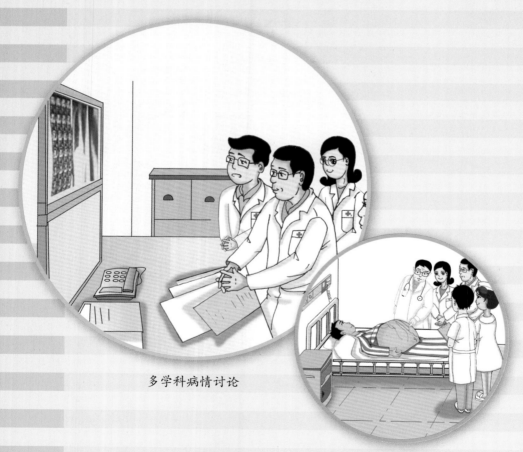

多学科病情讨论

多学科床旁会诊

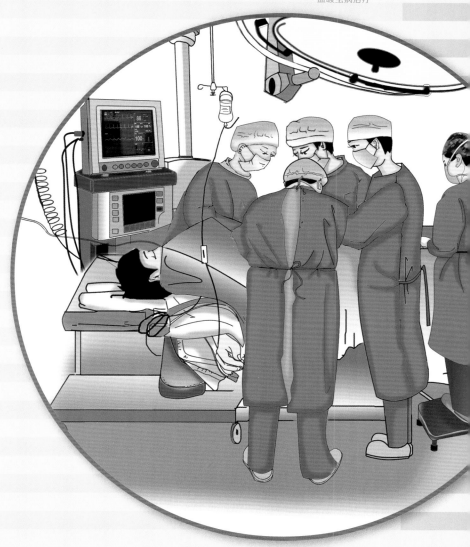

多学科联合手术

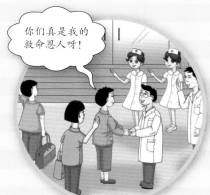

经多科室、多名专家的精心
治疗护理，病人康复出院

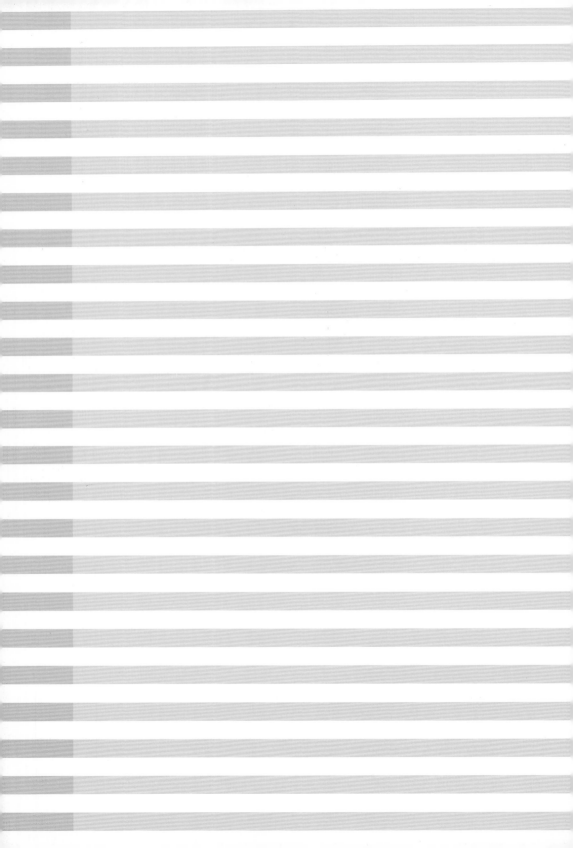

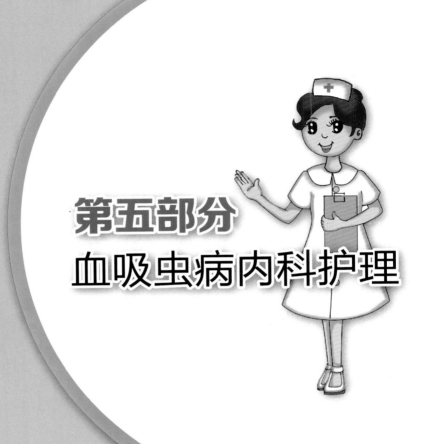

第五部分
血吸虫病内科护理

56 急性血吸虫病病人发热时如何护理

发热是急性血吸虫病病人的主要症状，也是判断病情的重要依据。护理包括监测体温的变化、降温处理、补充营养及水分、促进舒适等措施。

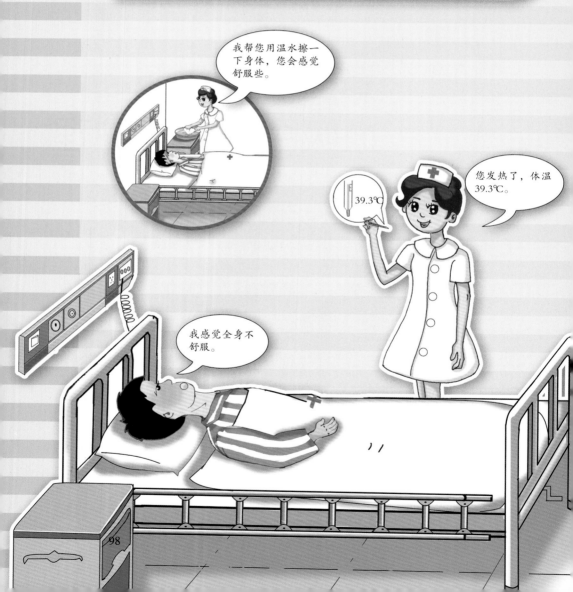

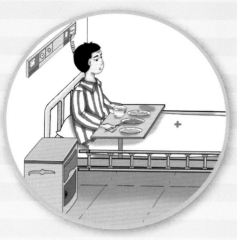

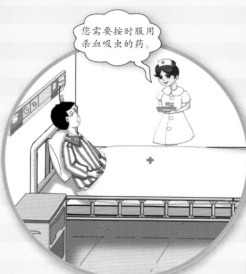

您需要按时服用杀血吸虫的药。

◎ 体温超过39℃（摄氏度），应每隔4小时测体温一次，待体温恢复正常3天后改为每天一次
◎ 温水擦浴时禁擦颈后部、胸前区、腹部、阴囊、足底等部位，及时更换汗湿的床单和衣服
◎ 多饮水，每日饮水量达3000毫升以上，进食高蛋白、高热量、维生素丰富、易消化食物
◎ 服用吡喹酮是急性血吸虫病发热的特异性病因治疗

57 腹水型晚期血吸虫病病人的饮食应注意哪些事项

宜食用适量优质蛋白、低脂肪、高维生素食物，保证热量的摄入；菜肴的烹调方式应以蒸、煮、烩、炖、汆为主。病人应遵守饮食限制、保证饮食营养，以促进肝功能恢复，预防并发症的发生。

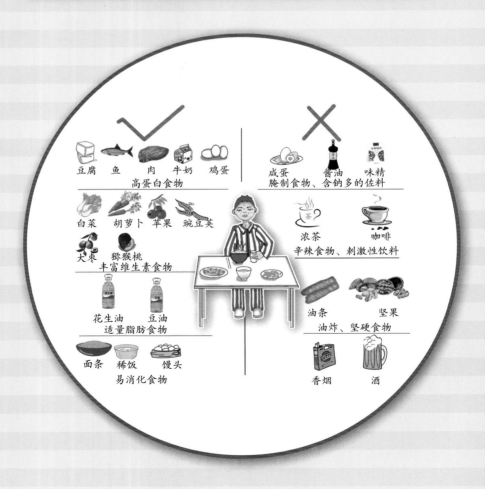

58 腹水型晚期血吸虫病病人应如何限盐、限水

1克钠盐可潴留液体约200毫升，限制钠的摄入可产生负钠平衡，促进腹水排出体外。

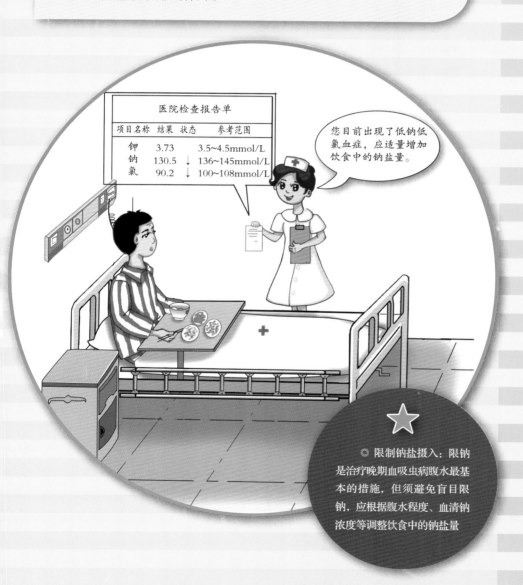

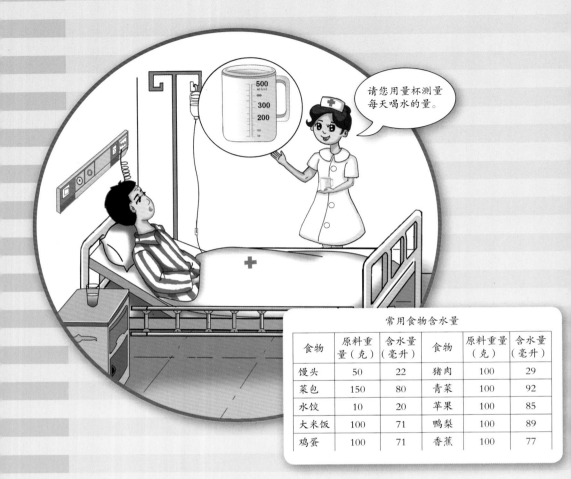

常用食物含水量

食物	原料重量（克）	含水量（毫升）	食物	原料重量（克）	含水量（毫升）
馒头	50	22	猪肉	100	29
菜包	150	80	青菜	100	92
水饺	10	20	苹果	100	85
大米饭	100	71	鸭梨	100	89
鸡蛋	100	71	香蕉	100	77

◎ 关注每天的进水量和尿量，重度腹水病人每日进水量为前一日尿量加500毫升，进水量来自饮水、食物、水果、输液等

59 腹水型晚期血吸虫病病人怎样监测腹围、体重

正确测量腹围、体重是观察病人腹水消长的简单易行方法之一。监测腹围需解开上衣露出腹部，松开腰带，平脐将皮尺环绕腰部1周，待呼气末读数。以厘米为单位，记录到小数点后一位。

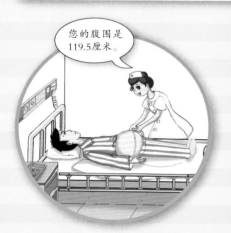

◎ 注意保暖，安静状态下测量，定时间、定体位。皮尺贴紧皮肤，避免用纯塑料尺

◎ 病人有腹水伴下肢水肿者，每日体重减轻不宜超过1.0千克；仅有腹水者每天不宜超过0.5千克

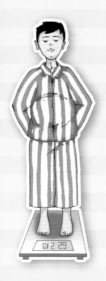

60 腹水型晚期血吸虫病病人腹腔穿刺前后有哪些注意事项

腹腔穿刺是一项较安全的无菌操作，操作得当不会引起痛苦。潜在并发症有感染、肠穿孔、出血、局部血肿以及因放腹水速度过快引起的血压下降等，但临床上较少见。

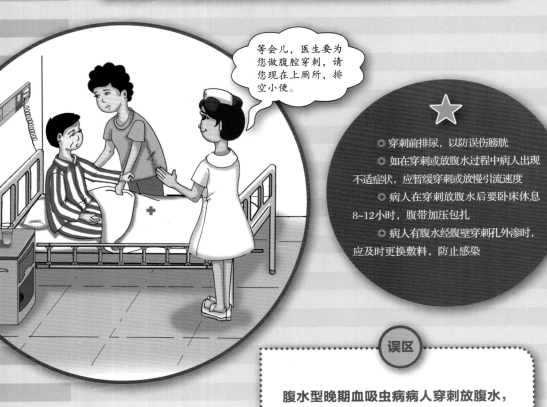

等会儿，医生要为您做腹腔穿刺，请您现在上厕所，排空小便。

◎ 穿刺前排尿，以防误伤膀胱
◎ 如在穿刺或放腹水过程中病人出现不适症状，应暂缓穿刺或放慢引流速度
◎ 病人在穿刺放腹水后要卧床休息8~12小时，腹带加压包扎
◎ 病人有腹水经腹壁穿刺孔外渗时，应及时更换敷料，防止感染

误区

腹水型晚期血吸虫病病人穿刺放腹水，放得越多越好

过多的放腹水，会导致腹内压快速下降，血液滞留腹腔而出现休克，诱发肝肾综合征；同时过多放腹水会导致大量蛋白丢失及电解质紊乱，诱发肝性脑病。

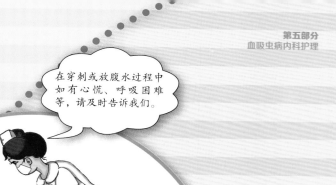

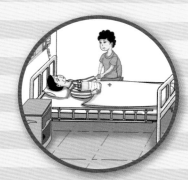

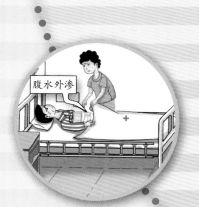

61 食管、胃底静脉曲张病人的饮食应注意哪些事项

应食用低渣、低纤维的细软食物，如菜泥、肉末等，定时进餐，少量多餐，细嚼慢咽，避免过饱及暴饮暴食。

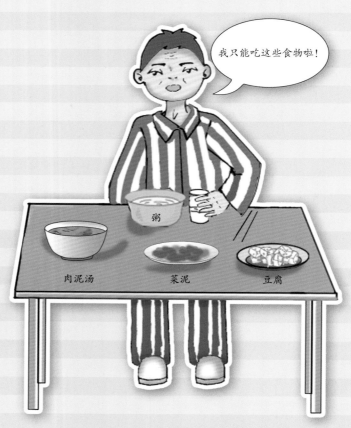

病人宜选用少渣软食

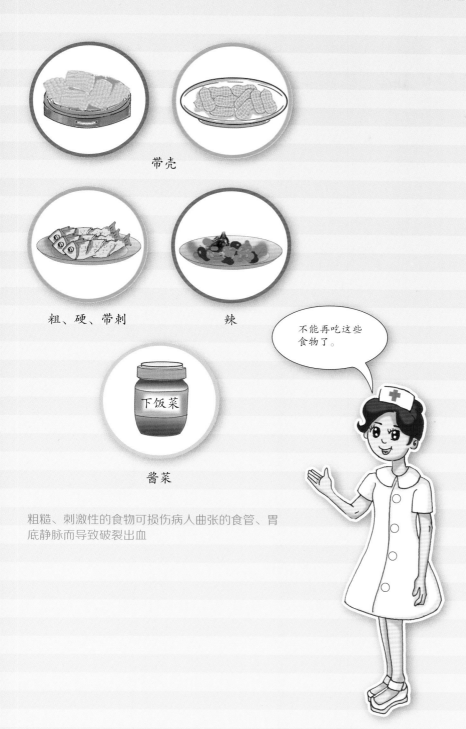

带壳

粗、硬、带刺　　　　　辣

酱菜

不能再吃这些食物了。

粗糙、刺激性的食物可损伤病人曲张的食管、胃底静脉而导致破裂出血

62 晚期血吸虫病病人发生上消化道出血前有哪些先兆

晚期血吸虫病病人出现烦躁不安、腹胀、腹痛或腹部不适、呃逆、头昏等症状时，要高度警惕上消化道出血的发生。

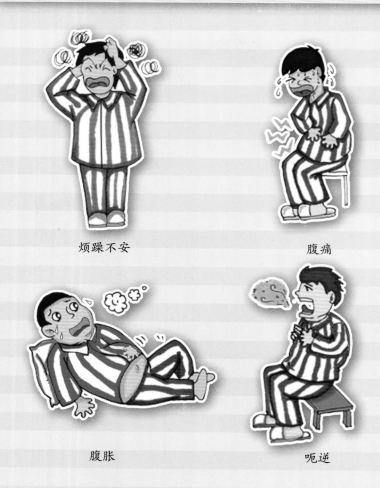

烦躁不安　　　　　　　　　腹痛

腹胀　　　　　　　　　呃逆

部分晚期血吸虫病病人在上消化道出血时往往无明显先兆

63 晚期血吸虫病病人发生上消化道出血有哪些诱因

上消化道出血是晚期血吸虫病最常见和严重的并发症，以食管、胃底曲张静脉破裂为最多见，其次为门脉高压性胃黏膜病变。门静脉高压是导致出血的根本原因，一些外在因素如食物的机械性擦伤、剧烈的呕吐和咳嗽等常可诱发出血。

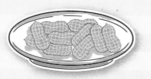 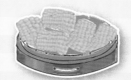 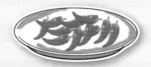

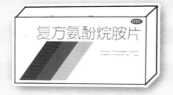

◎ 进食粗糙、干硬、生冷、过热、酸辣刺激性等食物及饮食过饱

◎ 服用非甾体类解热镇痛及其它对胃黏膜有损伤的药物

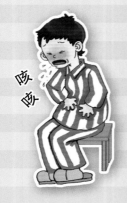
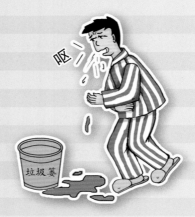
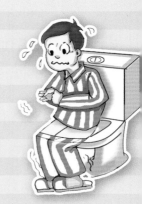

垃圾篓

剧烈咳嗽、呕吐及用力排便

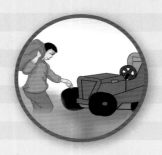

春耕或秋收等重体力活致劳累过度

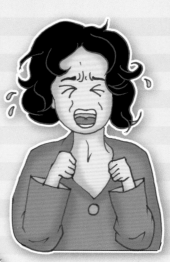

情绪激动或紧张

误区

晚期血吸虫病病人有食管胃底静脉曲张就会出现破裂出血

　　不一定。据研究，约有50%的食管胃底静脉曲张患者终生不会出现破裂出血，但其出血危险性会随着静脉曲张的严重程度增加而上升。还可因进食粗糙、坚硬、带骨刺的食物划破曲张静脉而导致出血。

64 三腔二囊管是如何达到给病人止血的目的

是利用充气气囊机械性压迫胃底及食管下段破裂的曲张静脉而起到止血作用。常在药物治疗无效的大出血时暂时使用，为后续有效止血起"桥梁"作用。

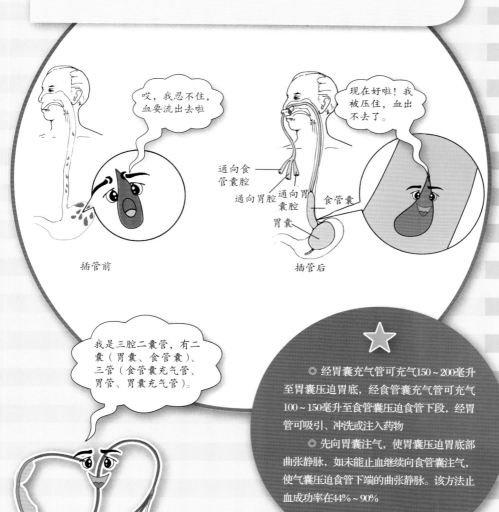

哎，我忍不住，血要流出去啦

现在好啦！我被压住，血出不去了。

通向食管囊腔
通向胃腔
通向胃囊腔
胃囊
食管囊

插管前

插管后

我是三腔二囊管，有二囊（胃囊、食管囊）、三管（食管囊充气管、胃管、胃囊充气管）。

◎ 经胃囊充气管可充气150~200毫升至胃囊压迫胃底，经食管囊充气管可充气100~150毫升至食管囊压迫食管下段，经胃管可吸引、冲洗或注入药物

◎ 先向胃囊注气，使胃囊压迫胃底部曲张静脉，如未能止血继续向食管囊注气，使气囊压迫食管下端的曲张静脉。该方法止血成功率在44%~90%

65 使用三腔二囊管压迫止血时应注意哪些事项

三腔二囊管压迫止血适用于食管胃底曲张静脉破裂而引起的上消化道出血。该方法经济、方便；但使用时应注意牵引力度和压迫时间等。

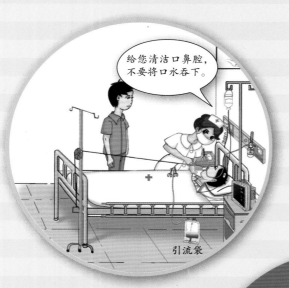

给您清洁口鼻腔，不要将口水吞下。

引流袋

◎ 防误吸：置管期间禁食，做好口鼻腔清洁，鼻腔内滴石蜡油润滑2~3次/天

◎ 防食管胃底黏膜受压时间过长致糜烂坏死：置管期间每12~24小时应放松牵引，放气15~30分钟

◎ 防窒息：每4~6小时检查气囊压力1次，当气囊充气不足或破裂，气囊向上移动，阻塞喉部可引起窒息，一旦发生应立即抽出囊内气体，拔出管道

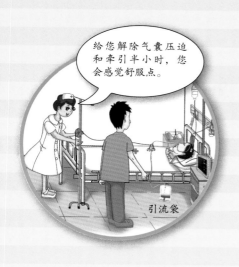

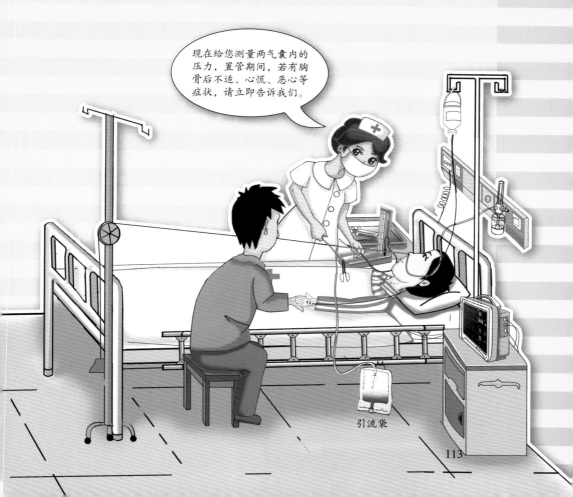

66 内镜下曲张静脉套扎术前应做哪些准备？术中如何配合

通过结扎器释放橡皮圈结扎曲张静脉，使曲张静脉管腔闭塞，起到预防出血和紧急止血的作用。该方法止血率高、安全性好，并发症少。

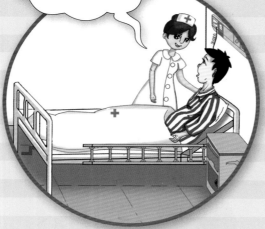

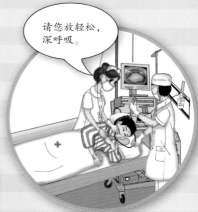

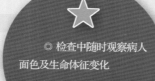

◎ 检查中随时观察病人面色及生命体征变化

67　内镜下曲张静脉套扎术后有哪些注意事项

套扎术后最主要是避免套扎部位溃疡的加重及警惕套扎圈脱落引起的再出血。

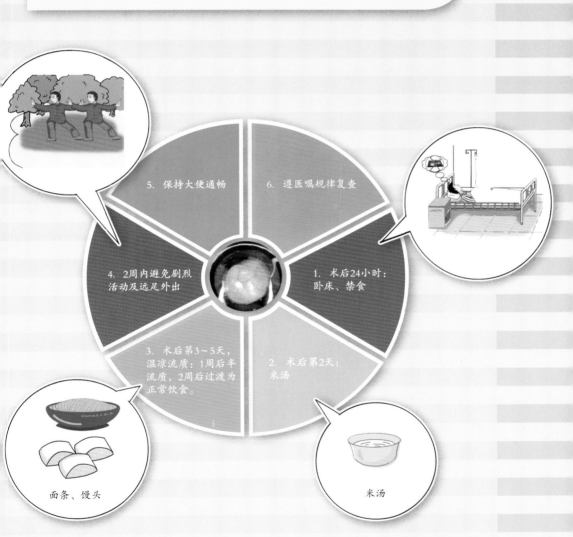

5. 保持大便通畅

6. 遵医嘱规律复查

4. 2周内避免剧烈活动及远足外出

1. 术后24小时：卧床、禁食

3. 术后第3～5天，温凉流质：1周后半流质，2周后过渡为正常饮食。

2. 术后第2天：米汤

面条、馒头

米汤

68 晚期血吸虫病病人要避免使用哪些药物

应避免服用有肝毒性的药物和对食管、胃黏膜有损伤的药物，以避免加重肝脏损害和诱发上消化道出血。

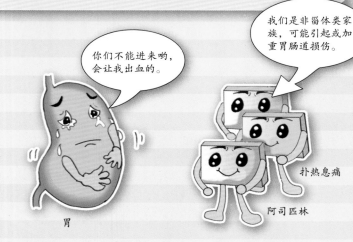

我们是非甾体类家族，可能引起或加重胃肠道损伤。

你们不能进来哟，会让我出血的。

胃

扑热息痛

阿司匹林

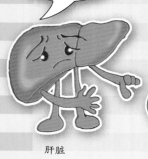

你们不能随便接近我，要先问问医生哟！

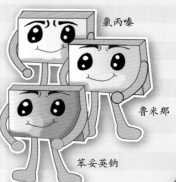

肝脏

氯丙嗪

鲁米那

苯妥英钠

◎ 晚期血吸虫病病人易出现门脉高压性胃病，如服用非甾体类抗炎药和含有对乙酰氨基酚类抗感冒药易诱发上消化道出血

◎ 肝脏是药物代谢的场所，由于肝功能有不同程度损害必须遵医嘱个体化用药

69 结肠透析有哪些治疗作用？怎样配合

利用结肠黏膜的生物半透膜特性，结合肠道清洁、结肠透析、保留灌肠3种治疗方法排除体内多余水分，清除宿便及肠源性内毒素等，对腹水型晚期血吸虫病和慢性结肠炎等疾病有治疗作用。

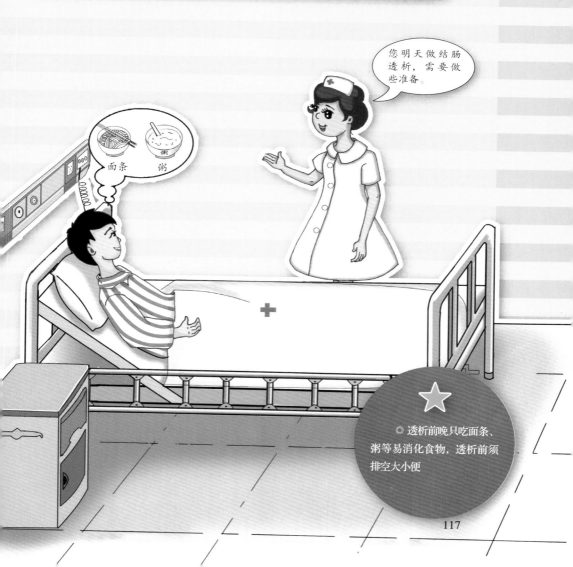

您明天做结肠透析，需要做些准备。

面条　粥

◎ 透析前晚只吃面条、粥等易消化食物，透析前须排空大小便

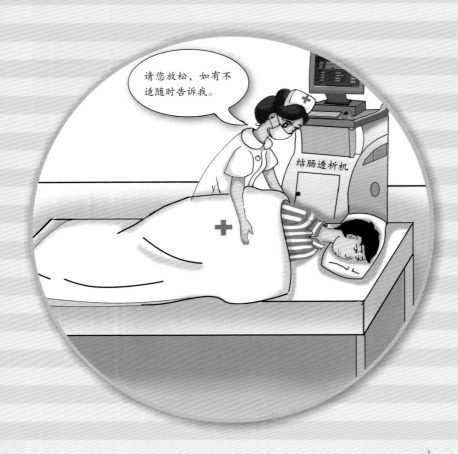

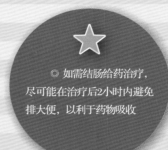

◎ 如需结肠给药治疗，尽可能在治疗后2小时内避免排大便，以利于药物吸收

70 晚期血吸虫病并发肝性脑病病人有哪些临床表现

肝性脑病临床表现分为4期：一期（前驱期），二期（昏迷前期），三期（昏睡期），四期（昏迷期）。

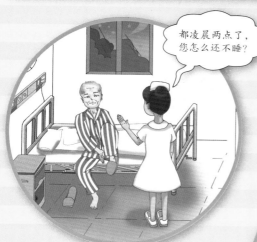

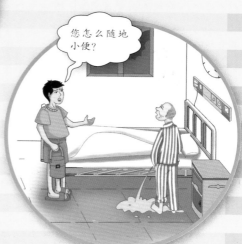

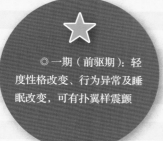

◎一期（前驱期）：轻度性格改变、行为异常及睡眠改变，可有扑翼样震颤

◎ 二期（昏迷前期）：定时、定向，语言、书写障碍，嗜睡

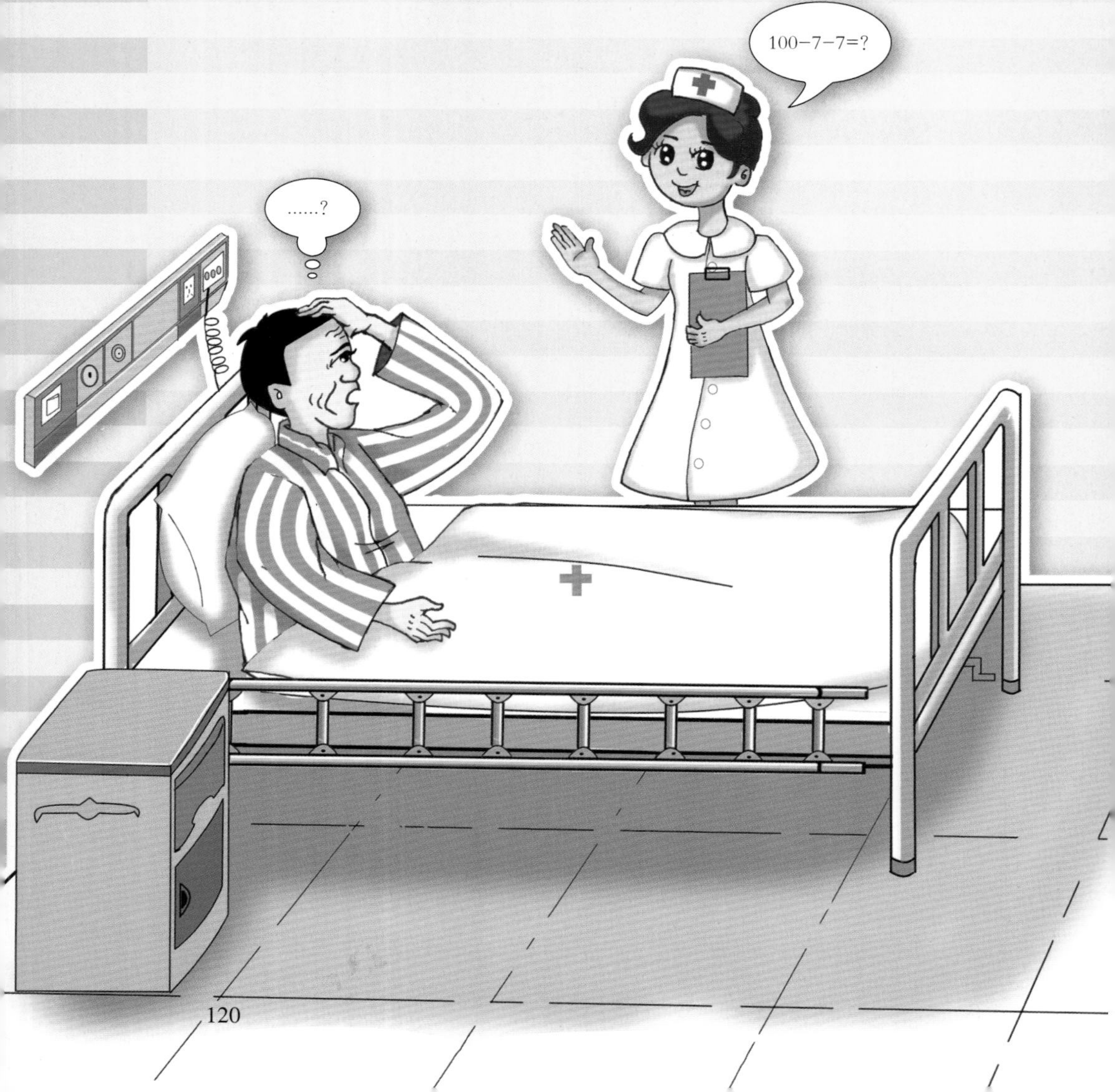

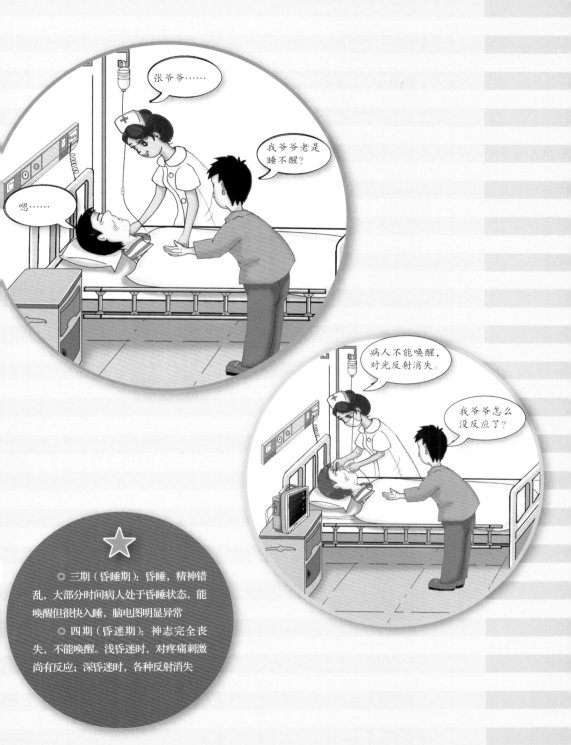

◎ 三期（昏睡期）：昏睡，精神错乱，大部分时间病人处于昏睡状态，能唤醒但很快入睡，脑电图明显异常

◎ 四期（昏迷期）：神志完全丧失，不能唤醒。浅昏迷时，对疼痛刺激尚有反应；深昏迷时，各种反射消失

71 晚期血吸虫病病人并发肝性脑病的常见诱因有哪些

大多数肝性脑病的发生有一定诱因，常见的有高蛋白饮食、消化道出血、应用大量排钾利尿剂和放腹水、使用催眠镇静药或麻醉药、便秘、感染、尿毒症、低血糖、手术等。

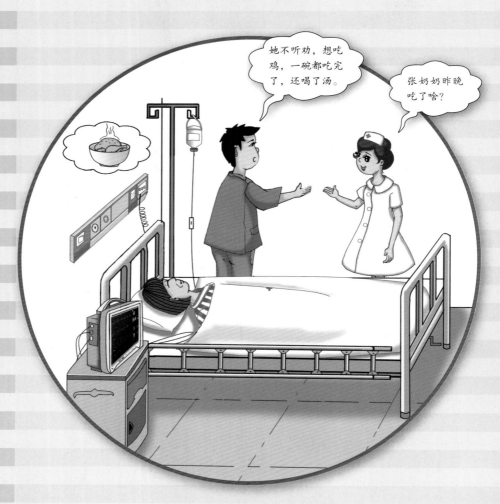

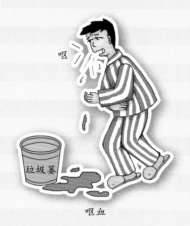

呕血

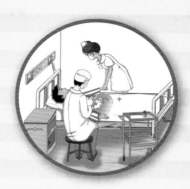

放腹水

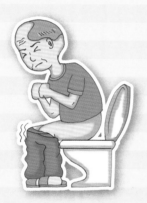

便秘

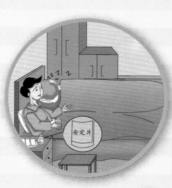

使用催眠镇静药

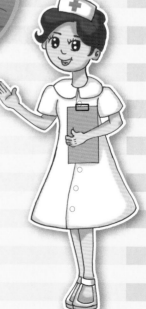

72 晚期血吸虫病病人情绪低落、易怒怎么办

晚期血吸虫病病人容易出现焦虑、易怒等负性情绪，严重影响疾病的治疗效果和预后。因此，应予以重视，并积极实施针对性心理干预，使病人在其自身条件下保持最良好的心身状态。

自评抑郁量表（SDS）

项目	没有或很少时间	小部分时间	相当多时间	绝大部分或全部时间
1.我觉得闷闷不乐，情绪低沉	1	2	3	4
*2.我觉得一天之中早晨最好	4	3	2	1
3.我一阵阵地哭出来或是想哭	1	2	3	4
4.我晚上睡眠不好	1	2	3	4
*5.我吃的和平时一样多	4	3	2	1

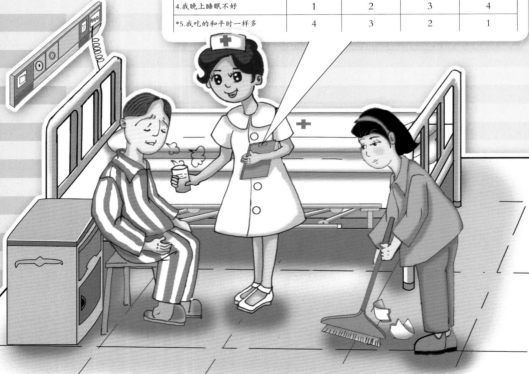

及时评估病人情绪低落、易怒等不良情绪产生的原因

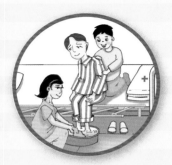

家属亲友应陪伴、关爱病人

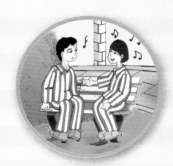

病人可通过散步、
倾听音乐、做园艺
等缓解不良情绪

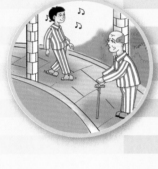

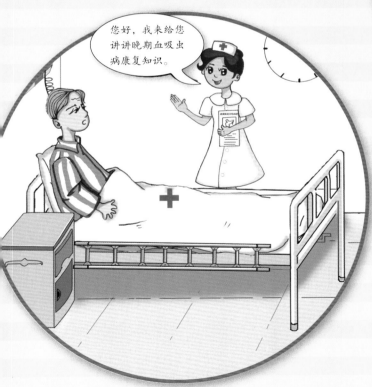

应及时地给予认知干预，帮助病人正确认识和面对疾病

125

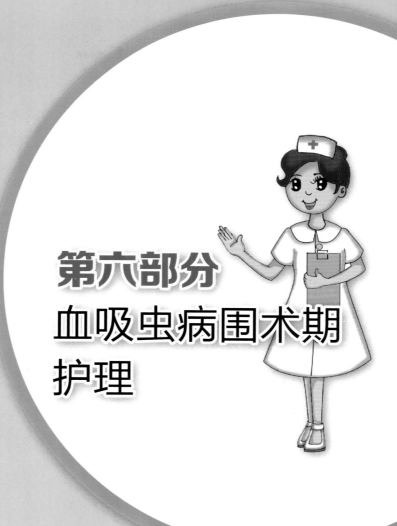

第六部分
血吸虫病围术期护理

73 手术前如何加强营养？富含优质蛋白的食物有哪些

手术前宜进食高热量、富含优质蛋白、高维生素、低脂肪食物，以纠正贫血、低蛋白血症，改善病人的全身情况，有利于术后康复。

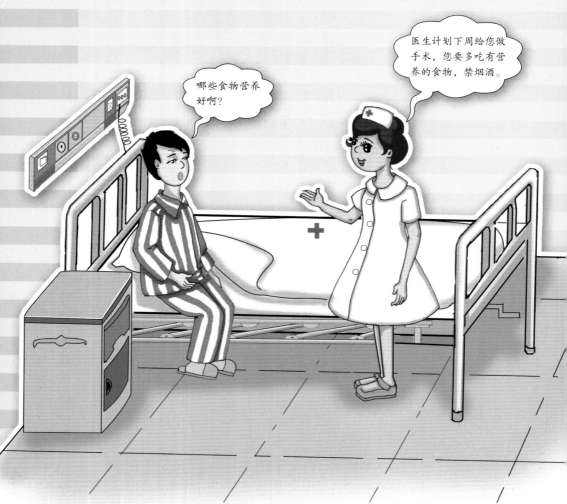

医生计划下周给您做手术，您要多吃有营养的食物，禁烟酒。

哪些食物营养好啊？

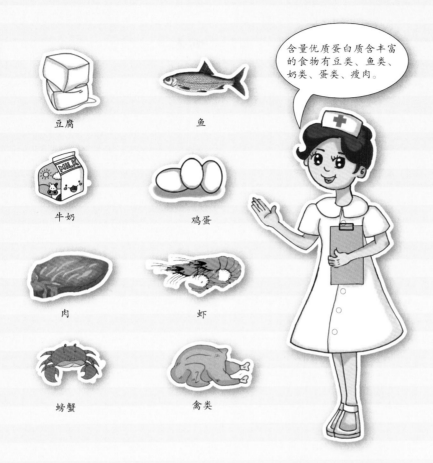

含量优质蛋白质含丰富的食物有豆类、鱼类、奶类、蛋类、瘦肉。

豆腐

鱼

牛奶

鸡蛋

肉

虾

螃蟹

禽类

◎ 手术前加强营养，注意饮食多样化，营养均衡

◎ 豆类的蛋白高、质量好，且含有丰富的不饱和脂肪酸、钙及维生素；鱼肉的纤维短，含脂肪少，其蛋白质消化率高达87%~98%

74　手术前为什么要戒烟

　　"吸烟有害健康"！术前吸烟可能增加麻醉风险和手术中及手术后并发症的发生，因此术前至少戒烟2周以上。

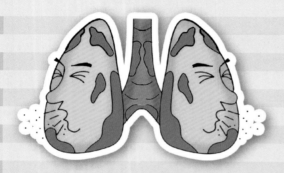

吸烟病人手术中可能发生支气管痉挛，增加缺氧、出血和低血压的风险。术后易发生肺部感染、肺不张

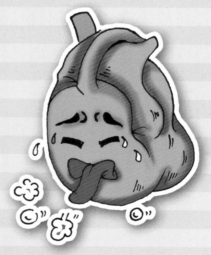

吸烟者术中并发心脑血管疾病的风险增加

75 手术前怎样进行深呼吸、有效咳嗽、咳痰训练

术后病人常因麻醉、伤口疼痛等影响，不敢咳嗽或难以将痰液咳出，易导致肺不张、肺部感染等术后并发症。因此术前应进行呼吸功能锻炼，学会正确深呼吸、咳嗽、咳痰的方法。

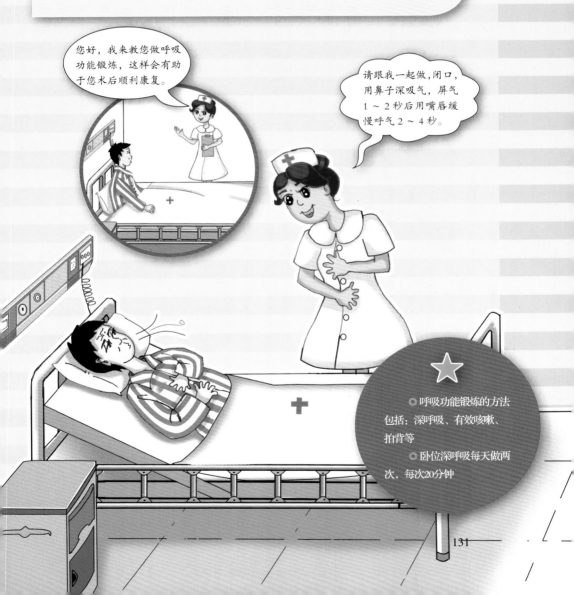

您好，我来教您做呼吸功能锻炼，这样会有助于您术后顺利康复。

请跟我一起做，闭口，用鼻子深吸气，屏气1～2秒后用嘴唇缓慢呼气2～4秒。

◎ 呼吸功能锻炼的方法包括：深呼吸、有效咳嗽、拍背等

◎ 卧位深呼吸每天做两次，每次20分钟

在深吸一口气之后屏气3～5秒，再进行2～3次短促有力咳嗽，张口咳出痰液。

咳咳

手掌呈空心扣背，顺序由下至上，由外至中央。

◎ 深呼吸宜在早晨起床或餐前半小时及睡前进行，咳嗽时用双手捂住腹部伤口

◎ 叩背可使附着在肺、支气管内的分泌物脱落，通过咳嗽排除体外。每次叩击时间10～15分钟

76 手术前如何做好皮肤准备

手术前正确准备手术部位皮肤，彻底清除手术切口部位和周围皮肤的污染是预防病人手术部位感染的重要措施。

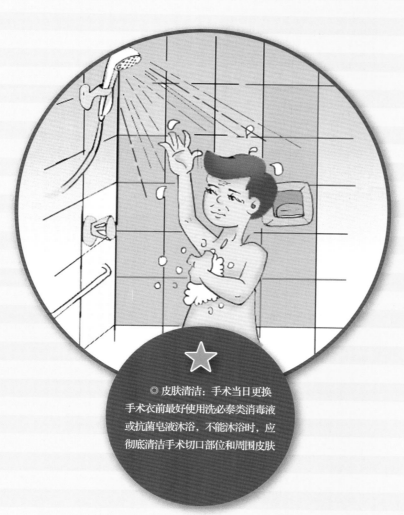

◎ 皮肤清洁：手术当日更换手术衣前最好使用洗必泰类消毒液或抗菌皂液沐浴，不能沐浴时，应彻底清洁手术切口部位和周围皮肤

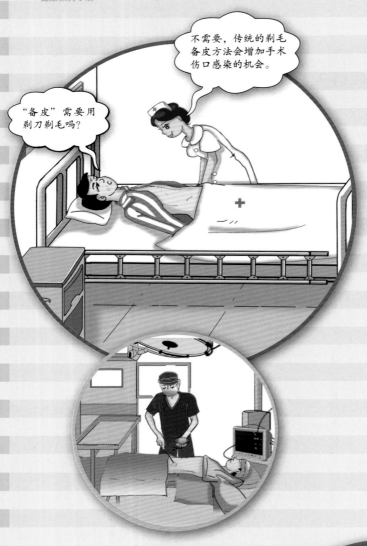

◎ 备皮：手术区域毛发细小，不必剃毛；若毛发可能影响手术操作，可以剪毛，或用电动剃刀剃毛

◎ 皮肤消毒：术前用消毒剂消毒手术部位皮肤，包括切口周围至少15厘米的区域

77 手术前焦虑心理会对手术产生什么不利影响

　　术前轻度焦虑是一种正常心理适应反应，而过度焦虑不仅会带来心理痛苦，还会导致一系列神经、内分泌系统的异常反应，影响麻醉、手术及术后康复。

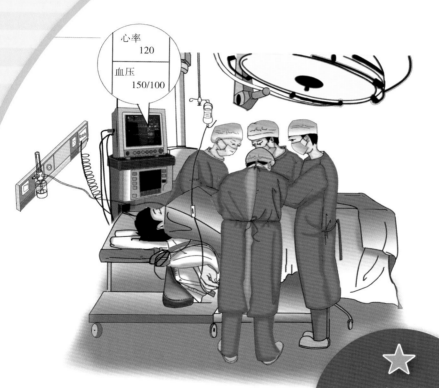

心率　120
血压　150/100

◎焦虑使交感神经功能相对兴奋，肾上腺素分泌增加，引起心跳加快、血压升高

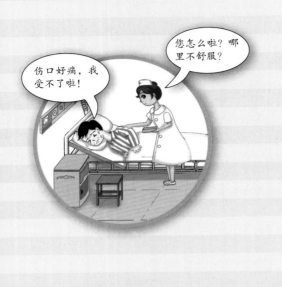

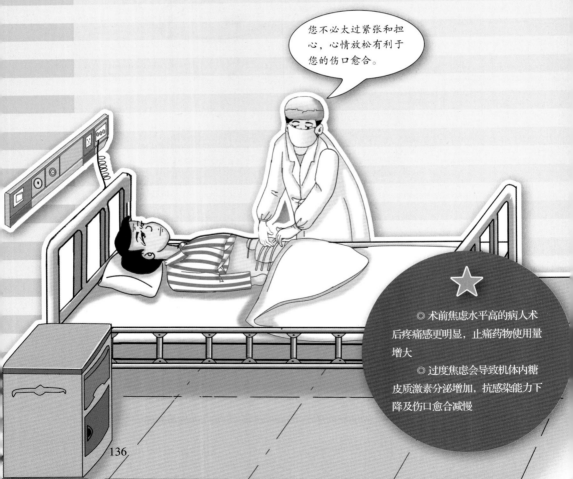

78 怎样缓解病人手术前的紧张焦虑心理

手术前对病人进行系统的、规范的心理干预，帮助其调适心理，以最佳的心理状态应对手术治疗。

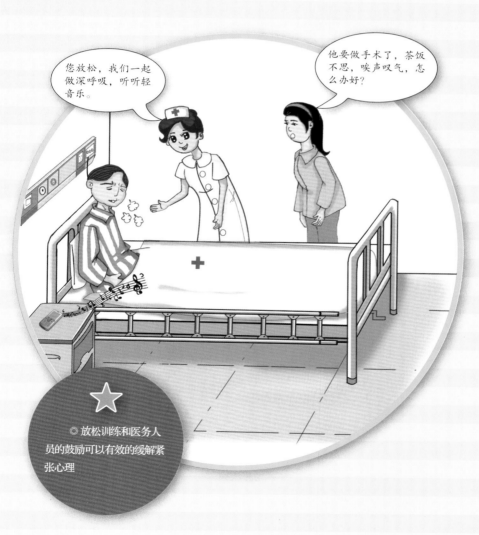

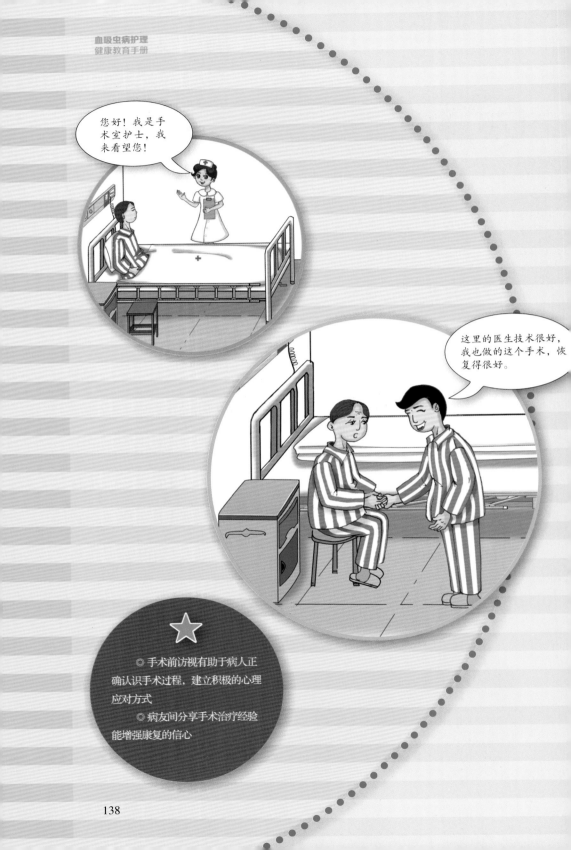

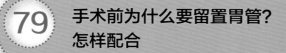

79 手术前为什么要留置胃管？怎样配合

　　巨脾型晚期血吸虫病病人手术前需要留置胃管，其目的主要为便于手术操作，防止术中呕吐，避免误吸。

请您先喝点石蜡油，我们再给您插胃管，插管过程中请您配合我，不要紧张。

石蜡油

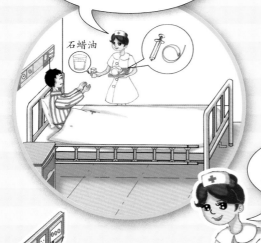

会有一点点难受，但只要您配合，插管过程会顺利的。

插胃管时是不是很难受？

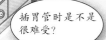

◎ 置胃管前口服20毫升石蜡油，主要起润滑食管的作用，有利于胃管顺利插入

◎ 胃管插入长度相当于发际到剑突的距离，约55～60厘米，插入15厘米时需配合吞咽动作

80 巨脾型晚期血吸虫病手术后常见并发症有哪些

手术后常见并发症有：腹腔内出血、脾热、腹水、胸腔积液、肺不张、肺部感染、膈下感染、门静脉系统血栓形成、早期上消化道出血等。

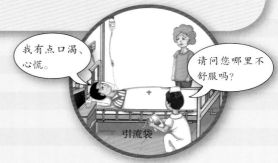

我有点口渴、心慌。

请问您哪里不舒服吗？

引流袋

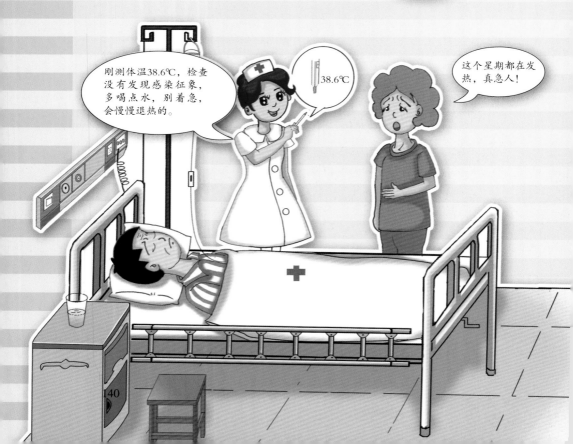

刚测体温38.6℃，检查没有发现感染征象，多喝点水，别着急，会慢慢退热的。

38.6℃

这个星期都在发热，真急人！

140

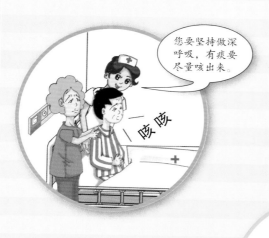

您要坚持做深呼吸，有痰要尽量咳出来。

咳咳

您的血小板比上次上升了些，为防止血栓形成要继续吃药。

◎腹腔内出血：多发生在术后24小时，表现为腹腔引流管引流量多，每小时超过100毫升，且颜色呈鲜红色

◎脾热：脾切除术后较常见并发症，一般不超过39℃，不会超过一个月，无需特殊治疗，但要排除感染等其他因素

◎肺部并发症：包括肺部感染、肺不张等，应加强围术期呼吸功能锻炼

◎门静脉血栓形成：脾切除术后24小时血小板开始回升，7～14天是上升的高峰期，应密切监测血小板计数并及时采取预防性抗凝祛聚措施

81 手术后应如何取适宜体位和早期活动

　　手术后早期活动可以促进病人康复：①增加肺的通气量，有利于呼吸道分泌物的排出和肺扩张；②促进血液循环，防止血栓形成；③促进肠蠕动早日恢复，预防肠粘连；④促进排尿，减少尿潴留。

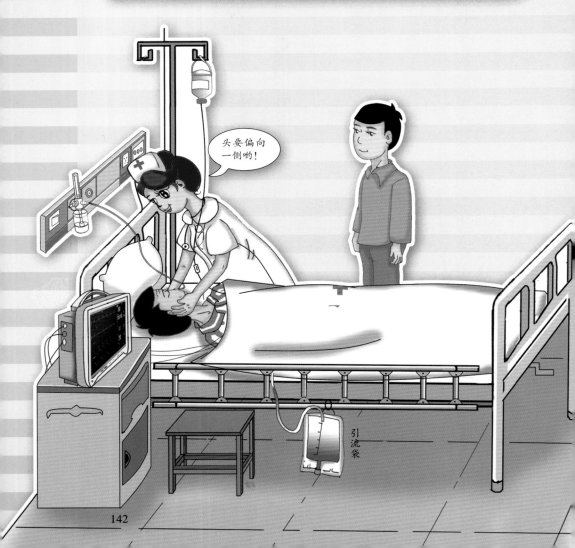

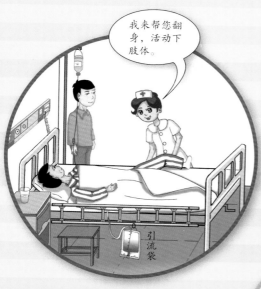

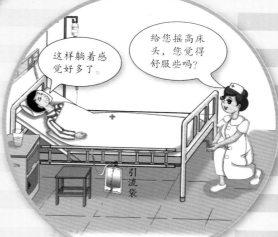

◎病人全身麻醉手术清醒前应去枕平卧，头偏向一侧，防止误吸

◎病人术后清醒、生命体征稳定后，协助每2~3小时翻身一次，床上多活动四肢，取低半卧位

◎术后半卧位有利于引流和呼吸，还可减轻伤口张力，缓解疼痛

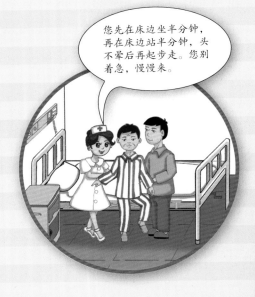

◎ 无内出血倾向的病人，断流术后24小时、分流术后72小时，应鼓励和协助其下床活动

◎ 手术后恢复活动应循序渐进，根据病人的病情、耐受程度等，逐渐增加活动时间、活动量和活动范围

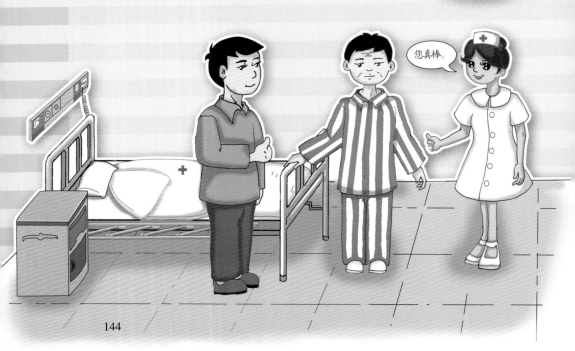

82　手术后留置腹腔引流管应注意什么

　　腹腔引流管是根据手术需要在腹腔内放置的管状引流物，目的是引流手术后腹腔创面的渗液，同时判断有无内出血、感染或其他并发症。

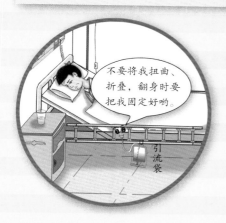

不要将我扭曲、折叠，翻身时要把我固定好哟。

引流袋

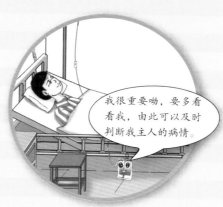

我很重要哟，要多看看我，由此可以及时判断我主人的病情。

　　◎留置腹腔引流管期间，应保持引流管通畅，防止脱落。下床活动时将引流袋固定于腰带以下，低于引流管放置部位，以防止逆行感染
　　◎密切观察引流液的颜色、量、性状及速度变化，判断有无腹腔内出血、感染或其他并发症。

83 手术后早期如何协助病人翻身

病人术后清醒、生命体征稳定，即可开始翻身，每2~3小时一次。注意勿牵拉身上的管道。早期翻身并取舒适卧位，可促进肠蠕动恢复，预防并发症。

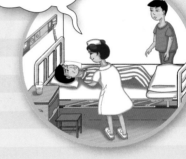

我来协助您翻身，请把双手放于胸腹部，两腿屈曲。

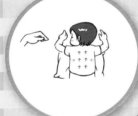

手掌呈空心扣背，顺序由下至上，由外至中央。

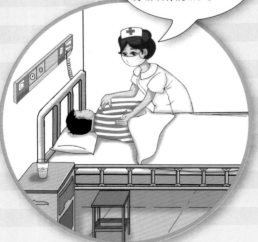

我先帮您拍拍背，然后请您深吸一口气后，用力咳嗽将痰咳出。

◎ 协助病人翻身时，动作宜慢、宜轻，避免拖、拉、拽等动作

◎ 拍背时手掌呈空心，由下至上，由外侧至中央。每次10分钟，用力适当

84 手术后如何减轻伤口疼痛

病人手术后麻醉作用逐渐消失，会感觉切口疼痛，一般在术后24小时内最剧烈，2～3天后减轻。病人术后伤口疼痛既增加痛苦，又会影响休息和康复，应及时预防和处理。

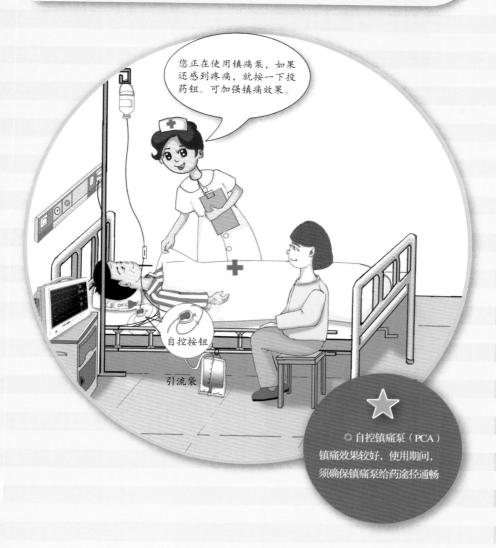

您正在使用镇痛泵，如果还感到疼痛，就按一下投药钮。可加强镇痛效果。

自控按钮

引流袋

◎ 自控镇痛泵（PCA）镇痛效果较好，使用期间，须确保镇痛泵给药途径通畅

您咳嗽时，请您自己或陪人用张开手指的双手放在伤口相应的腹部两侧，用力捧住。

咳咳

◎ 用手捧住切口两侧腹部，可减轻咳嗽时伤口震动产生的疼痛

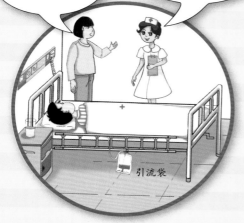

刚刚翻身后感觉伤口疼痛不适，这是怎么回事？

可能是病人翻身时用力使伤口内肌肉收缩，或牵拉了引流管，所以导致伤口疼痛。

引流袋

面部表情疼痛评分量表

0	2	4	6	8	10
无痛	轻微疼痛	轻度疼痛	中度疼痛	重度疼痛	剧烈疼痛

根据您的病情，医生给您开了止痛针。

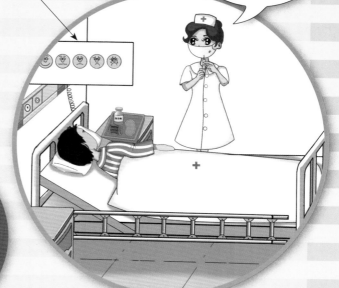

◎ 翻身或移动病人时应妥善固定引流管，以免引起伤口牵拉痛

◎ 评估病人切口疼痛程度，及时采取相应的镇痛措施

149

85 手术后发热如何护理

发热是病人术后最常见的症状，如体温未超过38℃，且1~2天恢复正常是外科热或吸收热，无须特殊处理。如果超过39℃且持续增高则应及时检查、处理，警惕感染的发生。

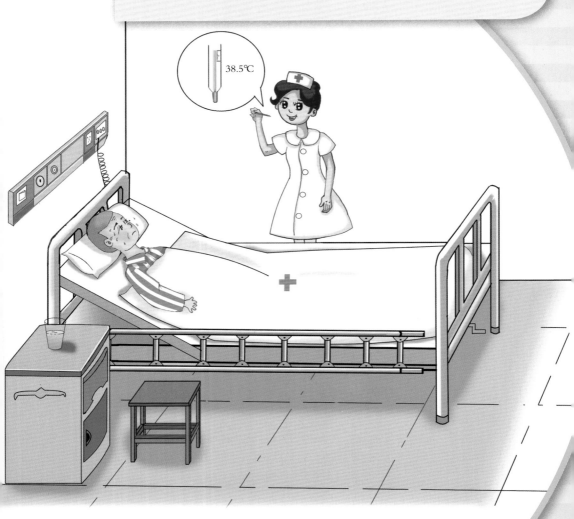

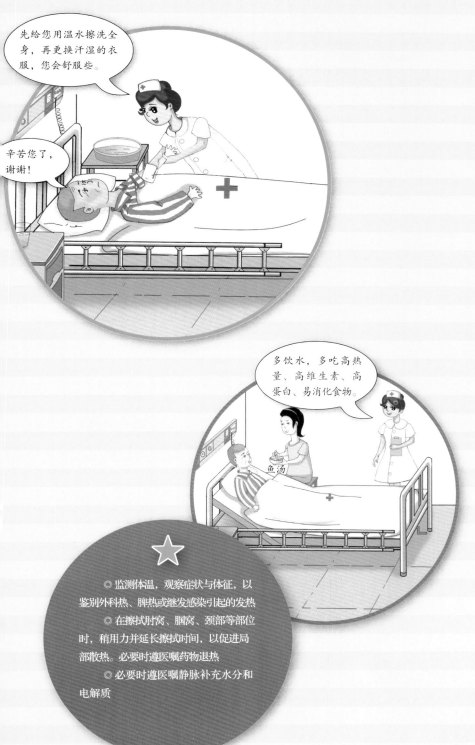

先给您用温水擦洗全身，再更换汗湿的衣服，您会舒服些。

辛苦您了，谢谢！

多饮水，多吃高热量、高维生素、高蛋白、易消化食物。

鱼汤

◎ 监测体温，观察症状与体征，以鉴别外科热、脾热或继发感染引起的发热

◎ 在擦拭肘窝、腘窝、颈部等部位时，稍用力并延长擦拭时间，以促进局部散热。必要时遵医嘱药物退热

◎ 必要时遵医嘱静脉补充水分和电解质

86 手术后如何预防肺部感染

肺部感染不仅增加病人术后痛苦，延长住院时间，增加医疗费用负担，而且极易导致其他并发症的发生。

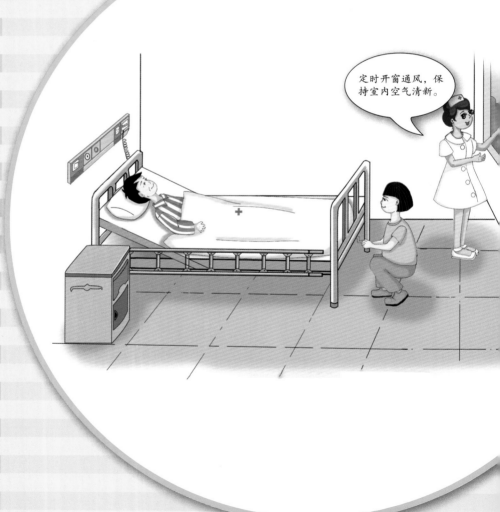

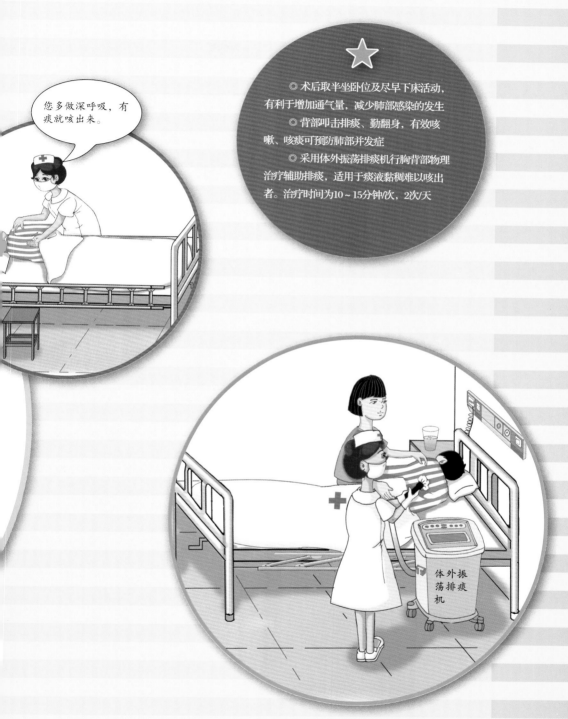

您多做深呼吸，有痰就咳出来。

◎ 术后取半坐卧位及尽早下床活动，有利于增加通气量，减少肺部感染的发生

◎ 背部叩击排痰、勤翻身，有效咳嗽、咳痰可预防肺部并发症

◎ 采用体外振荡排痰机行胸背部物理治疗辅助排痰，适用于痰液黏稠难以咳出者。治疗时间为10～15分钟/次，2次/天

体外振荡排痰机

153

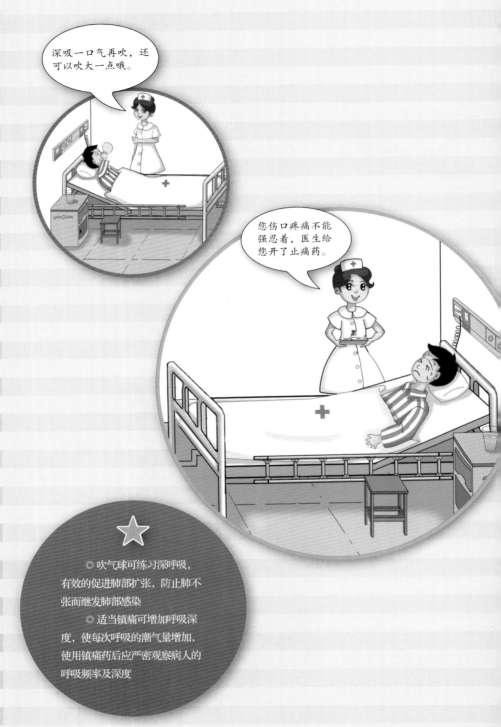

87 手术后呃逆怎么办

病人术后呃逆为膈肌痉挛，可能为神经中枢或膈肌直接受刺激所致，多为暂时性，可采取改变体位、屏气等方法。若术后出现顽固性呃逆，要警惕膈下积液或感染的可能。

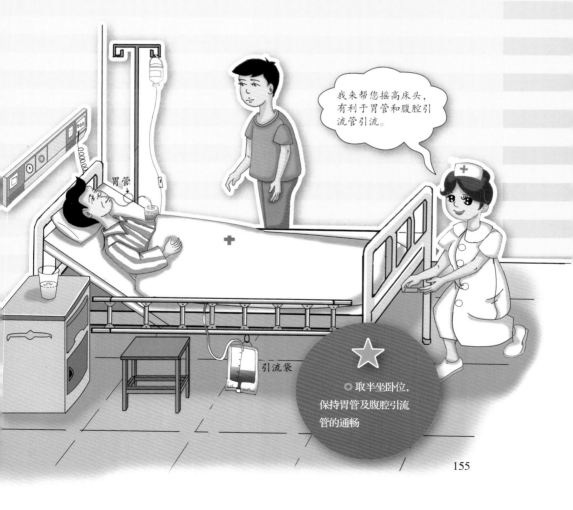

我来帮您摇高床头，有利于胃管和腹腔引流管引流。

胃管

引流袋

◎ 取半坐卧位，保持胃管及腹腔引流管的通畅

155

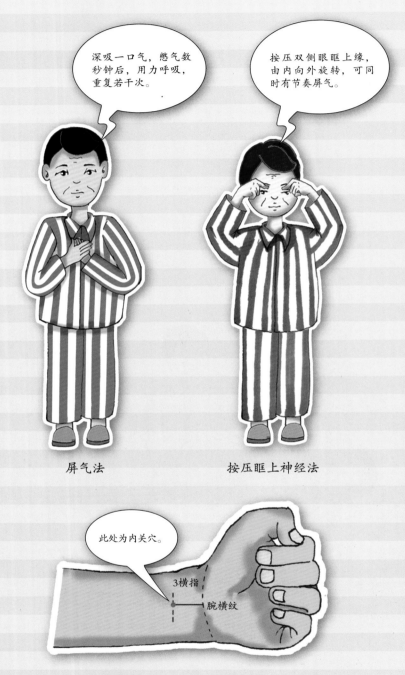

屏气法

按压眶上神经法

按压或针刺内关，内关穴在腕横纹以上3横指处

88 手术后出现排尿困难怎么办

　　病人手术后由于麻醉、疼痛和精神紧张等原因可导致排尿困难，甚至尿潴留。应先解除病人顾虑，采取改变体位、热敷、听流水声等方法，促使其自行排尿，必要时实施无菌导尿术。

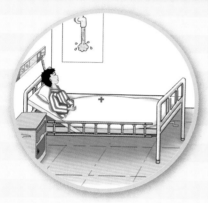

诱导法：利用水流声，促使反射性排尿

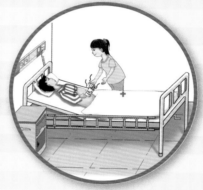

热敷法：促使膀胱肌肉收缩排尿

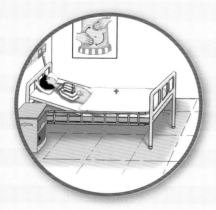

按摩法：用手掌在膀胱区域轻轻顺时针和逆时针方向各按摩30次

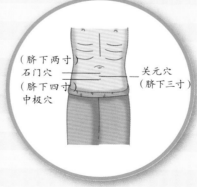

穴位按摩法：用食指、中指、无名指腹对应穴位，由轻到重环形按摩1～3分钟

89 手术后出现吞咽不适及梗塞感怎么办

巨脾型晚期血吸虫病病人行贲门周围血管离断术后早期，常出现吞咽不适及进食时梗塞感，属于常见现象。如术后3～6个月仍持续吞咽不适及梗塞感，应及时就医。

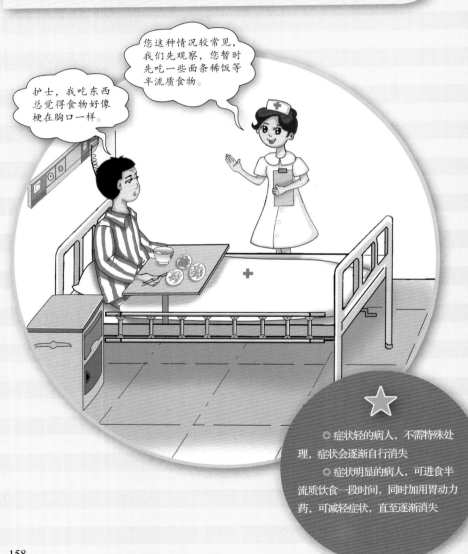

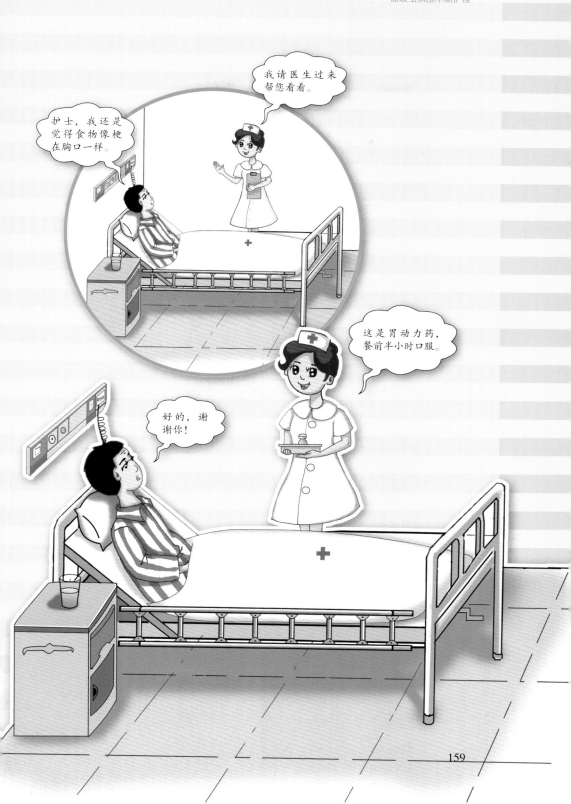

159

90 手术后如何恢复进食？有何要求

病人术后有肠鸣音恢复，可试饮少量水；随后若无不适，可进少量清流质，然后逐渐过渡到半流质、软食、普食。饮食应以富含优质蛋白、高热量、低脂肪、丰富维生素、易消化为原则。

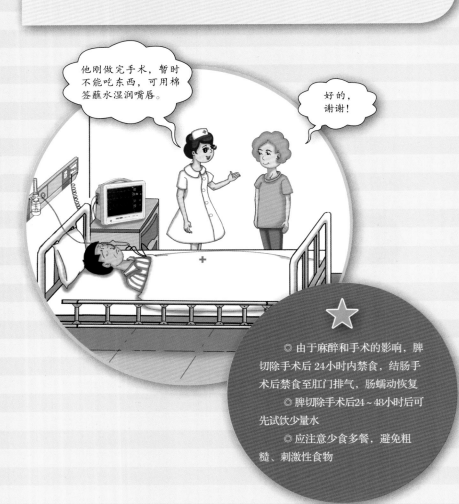

他刚做完手术，暂时不能吃东西，可用棉签蘸水湿润嘴唇。

好的，谢谢！

◎ 由于麻醉和手术的影响，脾切除手术后24小时内禁食，结肠手术后禁食至肛门排气，肠蠕动恢复

◎ 脾切除手术后24~48小时后可先试饮少量水

◎ 应注意少食多餐，避免粗糙、刺激性食物

您可以先喝点水试试，如果没有不舒服，就可以喝点清汤了。

您肛门排气（俗称打屁）了，可以吃稀饭、面条等半流质食物，然后逐渐过渡到软食、普食。

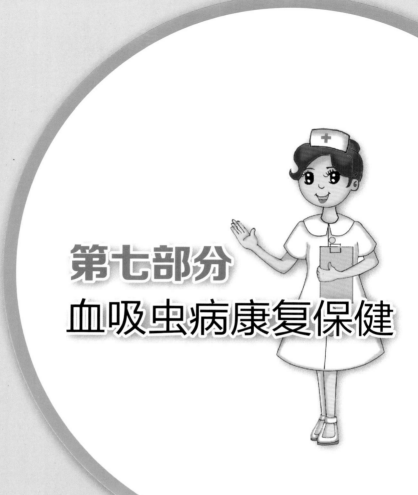

第七部分
血吸虫病康复保健

91　手术病人出院后需注意什么

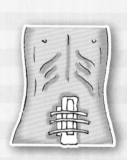

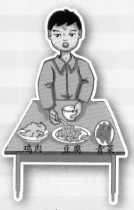

鸡肉　豆腐　青菜

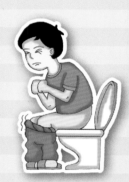

切口拆线后用无菌纱布覆盖1~2天，保持切口干燥，拆线后1周可淋浴，局部用干毛巾蘸干，痂皮让其自行脱落

加强营养，均衡饮食

防止便秘

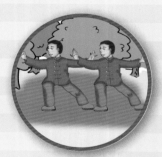

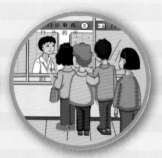

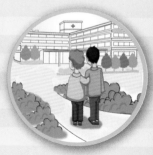

术后6周活动可恢复正常，应注意增强免疫力，防止感冒和剧烈咳嗽

继续护肝、抗肝纤维化等治疗

定期到医院复查，不适随诊

92 晚期血吸虫病病人应如何自我保健

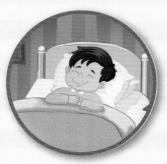

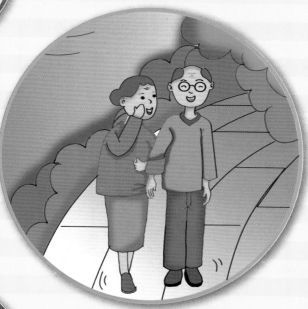

◎ 保持良好的心态，保证足够睡眠

◎ 适度运动，增强抵抗力。运动量以不感疲劳、不加重症状为宜

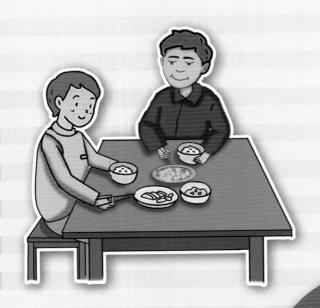

◎ 加强营养，合理饮食，避免刺激性食物，禁烟禁酒，防止便秘

◎ 定期随访，如有不适，及时就诊，并遵医嘱用药，切忌擅自用药，以免药物损伤食管、胃、肝脏

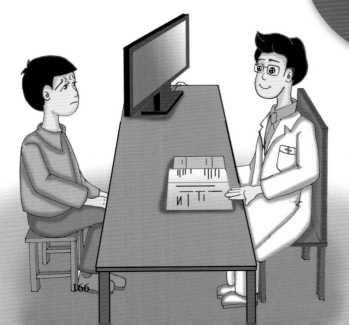

93 血吸虫病病人为什么不宜饮酒

血吸虫病病人主要病理损害在肝脏，而酒精90%以上在肝脏代谢，其代谢产物乙醛对肝细胞有直接损伤作用；酒精还可能加重食管、胃黏膜损害，诱发曲张静脉破裂出血。

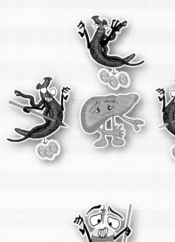

◎ 血吸虫虫卵沉积于肝脏组织中形成虫卵肉芽肿，导致肝硬化，继发门静脉高压症

◎ 血吸虫病病人饮酒会让受损的肝脏雪上加霜

◎ 晚期血吸虫病病人饮酒有可能会引起上消化道出血，导致病情加重甚至恶化

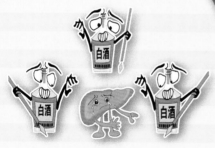

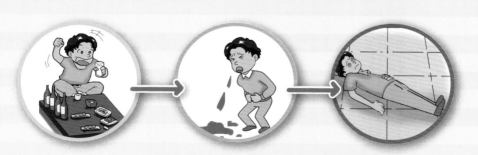

94 腹水型晚期血吸虫病病人食欲缺乏时饮食如何调理

食欲缺乏是腹水型晚期血吸虫病病人常见症状。

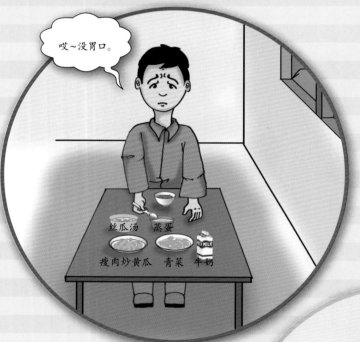

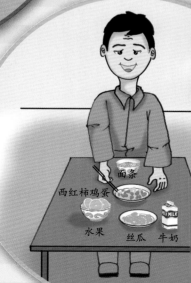

◎ 消化功能下降导致食欲减退，每餐摄入量减少，为保证足够热卡摄入，建议少吃多餐。正餐之间可以加水果等来补充

◎ 改良食物的做法，做病人喜欢吃的食物，但应避免油腻、过硬等食物

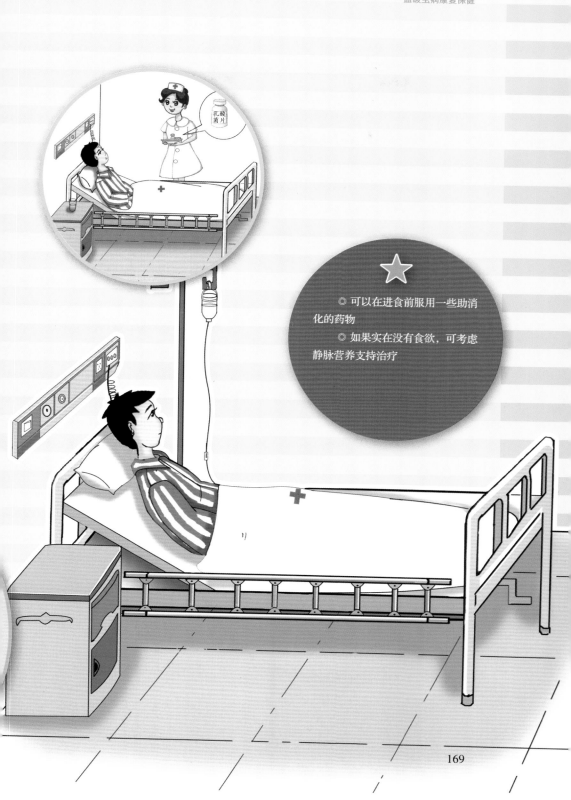

乳酸菌片

◎ 可以在进食前服用一些助消化的药物

◎ 如果实在没有食欲，可考虑静脉营养支持治疗

95　晚期血吸虫病门脉高压症病人手术后为什么有再次出血的可能

　　外科手术治疗并未从根本上解决造成门静脉高压的肝硬化问题，术后肝硬化依然存在。因此，手术后食管、贲门区的侧支循环又可重新建立，食管、胃底静脉曲张又可重新出现。

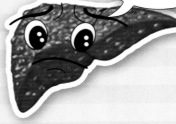

手术治疗不能阻止肝脏纤维化的继续发展

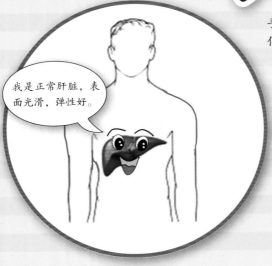

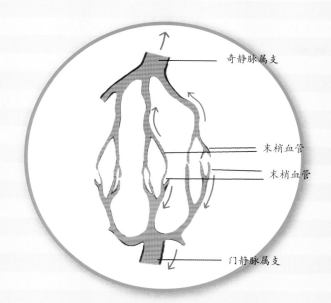

正常人门-奇静脉间关系

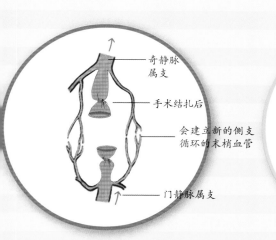

手术后原有的门-奇静脉间末
梢血管间会形成新的侧支循环

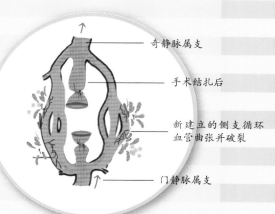

术后新建立的侧支循环血管可
能再曲张并破裂导致再出血

96 如何预防肝性脑病

预防肝性脑病应在维护肝功能的同时，积极避免和去除诱因。应及时防治上消化道出血，控制感染，调整饮食结构，保持大便通畅，慎用镇静剂，合理使用利尿剂等。

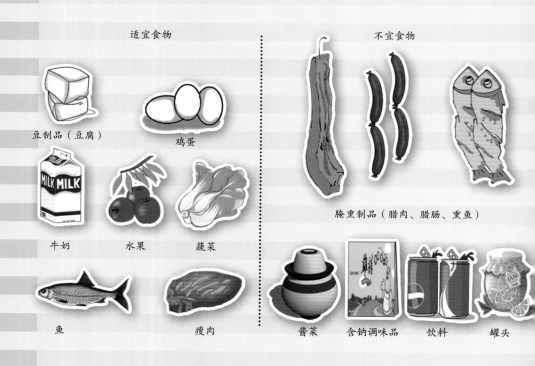

适宜食物

豆制品（豆腐）　　鸡蛋

牛奶　　水果　　蔬菜

鱼　　瘦肉

不宜食物

腌熏制品（腊肉、腊肠、熏鱼）

酱菜　　含钠调味品　　饮料　　罐头

调整饮食结构，食用适量优质蛋白、低脂、易消化食物及新鲜蔬菜、水果

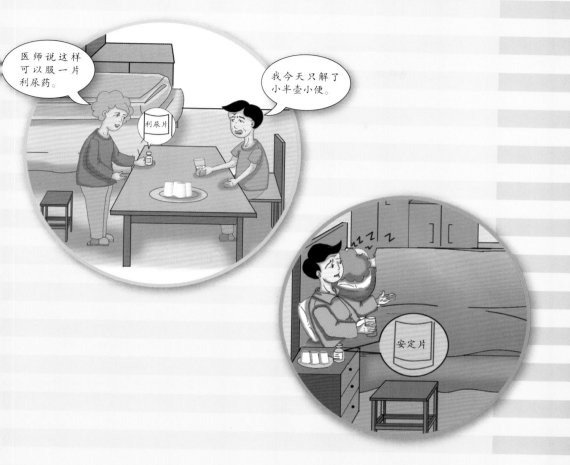

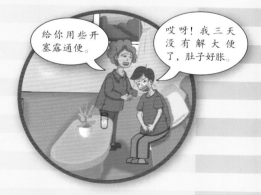

◎ 观察和记录尿量，小便过少可遵医嘱适量服用利尿药物，服药期间应注意监测体重、尿量，避免快速、大量利尿

◎ 慎用镇静、催眠药物

◎ 多食新鲜蔬菜、水果，保持大便通畅

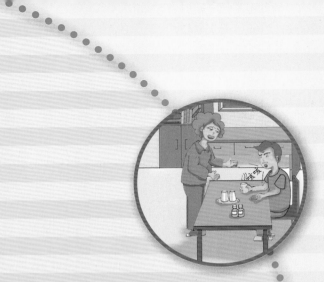

◎ 积极治疗上呼吸道感染，避免剧烈咳嗽。

◎ 积极治疗胃炎、食管炎，避免剧烈呕吐。

◎ 注意饮食营养和卫生，避免粗糙、过冷、过热、刺激性食物。

预防上消化道出血

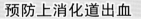

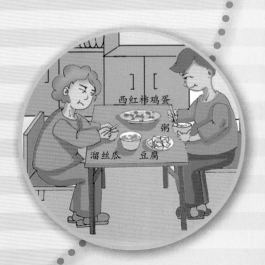

97 晚期血吸虫病病人怎样预防便秘

便秘时粪便在肠道内滞留时间延长，有害细菌繁殖增多，内毒素生成增加。毒性产物不仅加重肝脏损害，还有诱发肝性脑病的可能。此外，便秘病人在用力解大便过程中腹压增加，还可能诱发食管、胃底曲张静脉破裂出血。

◎ 注意饮食调节：应多吃一些含纤维素丰富的蔬菜和水果，有食管、胃底静脉曲张者，应做成菜泥、软食。体力允许的情况下，做适当运动及力所能及的家务事

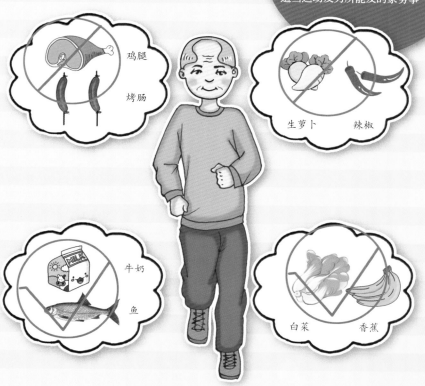

鸡腿
烤肠
生萝卜　辣椒
牛奶
鱼
白菜　香蕉

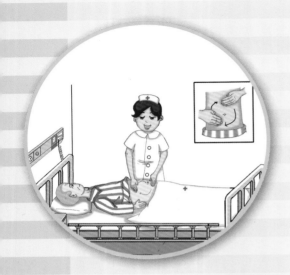

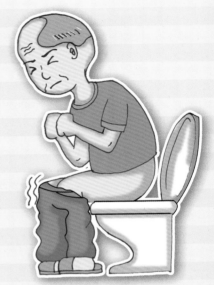

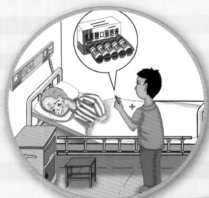

◎ 指导患者按摩腹部，于每天起床前及睡前取平卧位，按顺时针方向进行按摩30次

◎ 养成定时排便的习惯。在早晨或清晨起床后无论有无便意，都应做排便动作，且排便时精力集中，避免过度用力

◎ 如果上述方法都不能缓解，遵医嘱可用药物促进排便，如口服乳果糖、石蜡油等

98 血吸虫病病人为什么要定期复查

　　血吸虫病特别是晚期血吸虫病病人需要长期的、合理的治疗和自我保健。定期复查有利于医师更好地动态掌握病人病情，加强医患之间的沟通，从而提早预防和发现并发症。

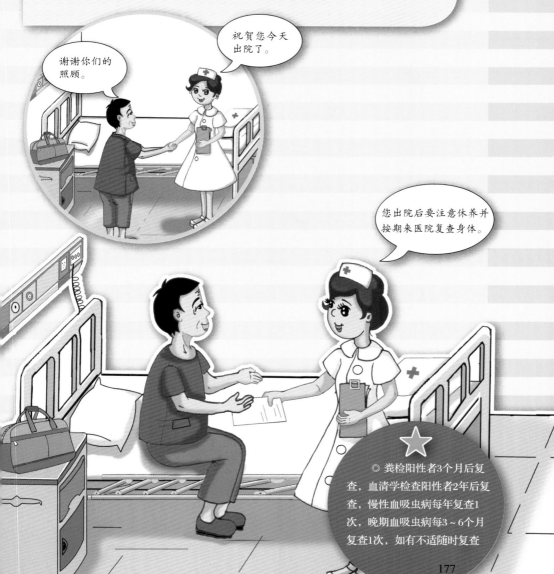

祝贺您今天出院了。

谢谢你们的照顾。

您出院后要注意休养并按期来医院复查身体。

◎ 粪检阳性者3个月后复查，血清学检查阳性者2年后复查，慢性血吸虫病每年复查1次，晚期血吸虫病每3～6个月复查1次，如有不适随时复查

177

99 晚期血吸虫病病人定期复查哪些化验和检查

晚期血吸虫病病人一定要定期复查，以早期发现并发症，早期采取预防措施。具体复查的项目、间隔时间，应由临床医师根据晚期血吸虫病的分型、分期、治疗方式等决定。

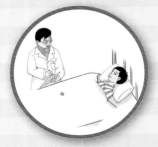

晚期血吸虫病病人应谨遵医嘱定期复查

◎身体需要定期检查
◎健康需要持续管理

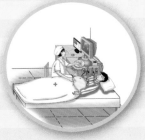

早期肝硬化者，至少每半年检查一次腹部B超；有腹水者，应每2周检查一次B超

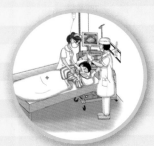

早期肝硬化者，每2～3年检查一次胃镜；中-重度食管、胃底静脉曲张的病人，每年检查胃镜一次

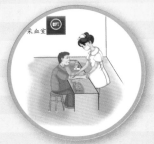

早期肝硬化者，一般2～3个月检查一次肝功能系列和血常规；使用利尿剂治疗的腹水病人，每2周检查肝功能、电解质等；合并病毒性肝炎并进行抗病毒治疗的病人，每1～3个月检查血常规、肝肾功能、病毒含量等指标

100 晚期血吸虫病病人的常见急危情况有哪些？家属应该怎么办

晚期血吸虫病病人可出现上消化道出血、肝性脑病等危急情况，家属应予以高度重视，及时拨打120，尽早送医院救治。

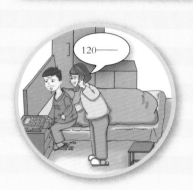

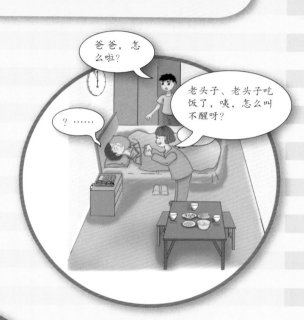

◎呕血时尽量保持情绪稳定、卧床休息，暂禁食禁水，头偏向一侧，防窒息

◎肝性脑病早期征象有思维、性格、行为及睡眠等方面的改变，病人家属应学会观察，以便早发现、早治疗

◎病人一旦发生上消化道出血、肝性脑病等急危重症，家属应第一时间与急救人员联系，争取急救时间，送就近医院抢救

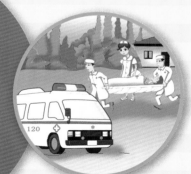

参考文献

1. 任光辉，梁幼生. 非洲血吸虫病学. 北京：人民卫生出版社，2015.

2. 邓维成，曾庆仁. 临床寄生虫病学. 北京：人民卫生出版社，2015.

3. 刘迎娣，黄海力. 肝硬化. 北京：军事医学科学出版社，2014.

4. 邓维成，何永康. 血吸虫病防治365问. 长沙:湖南科学技术出版社，2013.

5. 任光辉，临床血吸虫病学. 北京：人民卫生出版社，2009.

6. 李岳生. 血吸虫病科普知识读本. 北京：人民卫生出版社，2007.